Das Sofort-Programm bei Krebs

Selbstheilungskräfte verstehen und Erkenntnisse der Psychoneuroimmunologie nutzen

Denny Hoffmann

ISBN: 9781521715994

Independently published

DEDICATED TO OLD FATHER HAJO

Inhaltsverzeichnis

Vorwort

> „Um wirklich gesund zu bleiben und zu werden, muss man jedoch erkennen, dass der Mensch nicht nur ein vom Ego gesteuertes, materielles Wesen ist, sondern auch eine Seele besitzt, die der Ort ist, wo jede Krankheit und Heilung beginnt".
>
> Clemens Kuby: „Auf dem Weg in die nächste Dimension"

Jährlich erkranken knapp 500.000 Menschen in Deutschland neu an Krebs, rund 224.000 Menschen sterben im Jahr daran. Damit bleibt Krebs nach den Herz-Kreislauferkrankungen die zweithäufigste Todesursache. Jede achte Frau hat irgendwann einmal Brustkrebs, fast drei von zehn betroffenen Frauen sind bei der Diagnosestellung unter 55. An dritter Stelle stehen Autoimmunerkrankungen. Insbesondere Multiple Sklerose und Diabetes mellitus Typ 1 sind auf dem Vormarsch. Doch woran liegt die Zunahme dieser Krankheitsbilder? Die Umwelt ist bei uns vergleichsweise intakt. Als Risiken werden Alkohol, das Zigarettenrauchen und Übergewicht genannt. Dabei gibt es einen toten Winkel in der Wahrnehmung. Nicht die Substanzen allein oder das Körpergewicht begünstigen Krankheiten: Menschen, die zu viel trinken, rauchen und essen, tun das häufig, weil sie sich nicht wohl und glücklich fühlen in ihrem Leben und mit sich selbst – das macht die Menschen krank. Der mit unguten Gefühlen verbundene Stress und die Selbstentfremdung schwächen nachgewiesenermaßen das Immunsystem, dessen Aufgabe nicht zuletzt die Abwehr von Krebszellen ist. Immer mehr Mediziner trauen sich heute, diese Schlussfolgerung zu ziehen, die einen solch großen Einfluss auf den Umgang mit Krebs hat. „Ich würde aber noch einen Schritt weiter gehen und vermuten, dass es viel mehr Krankheiten gibt als bisher angenommen, die psychisch verursacht werden können. Krebs und Autoimmunkrankheiten könnten hierzu gehören. Wir wissen heute, dass das Gehirn ‚alle Stücke spielen' kann, wenn es um das Entstehen von körperlichen Krankheiten geht. Die leidige Aufteilung in psychische und körperliche Krankheiten halte ich daher für überholt. Es gibt keine Trennung zwischen Körper und Seele", sagt der Psychologe und Arzt Prof. Dr. Christian Schubert, der am Deutschen Kollegium für Psychosomatische Medizin den Bereich Psychoneuroimmunologie (PNI) leitet, in einem Interview mit der „Frankfurter Allgemeinen Sonntagszeitung". Er ist sicher, was wir fühlen oder denken, „wird über eine veränderte Nervenaktivität in Hormone und Immunologie übersetzt".

Im vorliegenden Buch möchte ich eine neue Sicht auf die Krankheit Krebs und auf Autoimmunerkrankungen vorstellen. Nachdem ich vor knapp sechs Jahren selbst an Brustkrebs erkrankt war, hatte ich nach einem gewissen Leidensweg die Erkenntnis, dass ich mein Leben so, wie es war, einfach nicht mehr leben mochte. Gar nicht! Obwohl eigentlich alles toll war mit Familie, Beziehung und Job. Mein Körper hatte nach etlichen weniger dramatischen Messages über die Jahre hinweg dann offenbar das ganz große Fass aufgemacht. Ich wusste: Die Seele, also unser ureigenstes Selbst, das tief in uns wohnt – irgendwo hinter den Konventionen, den Kompromissen und der Erziehung – drückt sich über den Körper aus. Mein Resümee lautete also: Wenn die Seele sich freut, wird der Körper gesund. Meine Erfahrung hat mir gezeigt, dass es möglich ist, eine innere Kraft wiederzuentdecken, die in jedem Menschen, wenn auch verschüttet, immer vorhanden ist. Diese Kraft ist wild, unbändig, frei. Sie hilft, dem vermeintlichen „Schicksal" zu trotzen, sich lebendig zu fühlen, wieder gesund zu werden oder mit der Krankheit im Frieden zu leben.

„90 Prozent aller Menschen glauben, dass sie eine Seele haben und ihr Leben erst durch sie seinen letzten und tiefsten Sinn erhält", schreibt der kanadische Arzt und Autor Deepak Chopra. „Und doch leben wir – ganz im Gegensatz zu unseren erklärten Überzeugungen – so, als sei in der materiellen Welt die Seele ohne Belang. […] Tatsächlich sind Seele und Körper durch ständige Rückmeldungen jederzeit miteinander verbunden. Die vermeintliche Trennung zwischen beiden ist lediglich unsere Erfindung", erklärt Chopra in „Heilung: Körper und Seele in neuer Ganzheit erfahren".

Während meiner Krankheit und in den folgenden Jahren habe ich mich viel mit dem Thema beschäftigt und nach und nach anhand von Berichten und Lektüre einen Weg für mich gefunden, gesund zu werden und zu bleiben. Viel Lesen schadet natürlich niemals, aber Leute mit schweren Krankheiten wie Krebs haben es irgendwie eilig. Deshalb versuche ich hier, die Erkenntnisse rund um das Thema Selbstheilungskraft und die Beteiligung des tiefsten inneren Selbst an Krebs und anderen Krankheiten in einem kompakten Exkurs zu kondensieren. „Die meisten Indianerstämme Südamerikas haben beispielsweise keine regulären Medizinmänner oder -frauen, aber wer eine schwere Krankheit überlebt hat, erlangt dadurch diese Fähigkeit. Jeder im Stamm, der sich einmal selbst von einer sehr schweren Krankheit hat heilen können, wird Vorbild und Ratgeber für die anderen. Mit dieser Methode bleibt die Verantwortung für die Gesundheit bei jedem Einzelnen", schreibt Clemens Kuby in „Unterwegs in die nächste Dimension". Ich habe mich bewusst dafür entschieden, die Erkenntnisse anderer Autoren oder Mediziner nicht einfach zusammenfassend wiederzugeben, sondern mit vielen Zitaten zu arbeiten, vielleicht auch, weil das meiner Arbeitsweise als Fachjournalistin entspricht. Sich in einer so bedrohlichen Situation vermeintlich auf die Aussagen einer Autorin zu verlassen, ist viel verlangt. Mir war es deshalb besonders wichtig zu zeigen, wie breit aufgestellt die Menschen sind, die einen anderen als den rein schulmedizinischen Blick auf das Thema Krebs haben, und eine überzeugende Beweisführung anzubieten.

Mittlerweile gibt es eine Fülle an Erfahrungsberichten von Krebspatienten. Als ich mich nach meiner Diagnose mit dem

Thema beschäftigt habe, waren solche „Überlebensberichte" schwerer zu finden und für mich sehr wichtig, um Orientierung zu finden. Im Anhang finden sich deshalb meine ausführliche Geschichte und ein Bericht der Autorin und Focusing-Therapeutin Angelika Kopečný über ihre Entscheidungsfindung in den ersten Wochen nach der Brustkrebsdiagnose. Beide Geschichten zeigen unterschiedliche Phasen des Genesungsprozesses und individuelle Wege zum Gesundwerden. Sie illustrieren vor allem, wie die im ersten Teil des Buches dargelegten Methoden im praktischen Kontext geholfen haben. Anhang C liefert einen kritischen Blick auf das Thema Chemotherapie, da der Ansatz aus meiner Sicht ein vergleichsweise hilfloser Versuch ist, Krebs zu heilen, der zugleich ernste Risiken birgt.

Ich möchte, dass Sie bessere Chancen haben, wenn Ihnen Krankheit begegnet. Dass Sie genau überlegen, bevor Sie sich ausschließlich auf die Schulmedizin verlassen, und dass Sie sich, wenn es nicht um einen Notfall geht, zuerst etwas Zeit nehmen, um herauszufinden, warum Sie krank sind und was es braucht, um wieder gesund zu werden. Und dass Sie, wenn Sie schon länger krank sind, einen neuen, hoffnungsvollen Blick auf die Krankheit gewinnen und frisch starten. Gesunde Menschen können aus diesen Erfahrungen lernen, in welchen Konstellationen Krebs zu einer greifbaren Bedrohung werden kann und wie sich frühzeitig gegensteuern lässt. Das ist meine Motivation.

Kurz bevor ich das Buch beenden wollte, kamen noch zwei für mich sehr wichtige Geschichten auf mich zugeflattert. Beide handeln von Menschen, die mit voller Kraft versucht haben, Krebs zu überleben, und beide stammen von Menschen, die alles gegeben haben, um anderen zu helfen, dieser Krankheit zu begegnen. Der französische Mediziner und Psychiater David Servan-Schreiber, bekannt durch das „Antikrebs-Buch" und „Die Medizin der Emotionen", verfasste sein letztes Buch in der Phase vor seinem Tod – als bei ihm knapp 20 Jahre nach dem ersten Gehirntumor erneut ein Tumor diagnostiziert worden war. Es heißt: „Man sagt sich mehr als einmal Lebewohl". Die deutsche Fernseh- und Radiomoderatorin Miriam Pielhau schrieb ihr Buch „Dr. Hoffnung" über ihre zweite Krebserkrankung kurz vor ihrem Tod im Sommer 2016. Es hat mich tief berührt, wie diese beiden Menschen ihre Erkenntnisse aufgeschrieben haben, mitten in ihrem Überlebenskampf, nicht zuletzt, um uns alle daran teilhaben zu lassen und damit wir daraus lernen können.

Auch eine Reihe von Medizinern hat mittlerweile die Macht der Selbstheilungskraft erkannt: Gesund wird, wer in seinem tiefsten Inneren gesund werden will. Gesund werden auch Menschen, die der Medizin zufolge nicht wieder gesund werden können, Stichwort „Spontanheilung". Viele dieser Menschen zeichnet aus, dass sie ihr bisheriges Leben in Frage gestellt und einen Pakt mit ihrer Seele geschlossen haben.

Praktisch alle Methoden, die hier beschrieben werden, eignen sich zum „Selbermachen". Sie lassen sich sofort anwenden und helfen dabei, das verborgene Selbst zu finden und im Kontakt mit dem Körper herauszufinden, was es braucht, um gesund zu werden.

Einleitung

„Beim Aufwachen zu sprechen"
Wenns ein starker Tag wird:
Kraft saugen.
Es gibt noch so viele Lieder zu singen
jenseits der Sprache.
Ich werde zum See runtergehen
und den Sommer herbeidichten.
Es wird sich was ereignen mit mir.

Konstantin Wecker: „Man muss den Flüssen trauen"

Immer mehr Menschen sind mit der Diagnose Krebs konfrontiert, die zunächst alles im Leben umzustoßen scheint. Zu Beginn ist häufig das Ausmaß der Erkrankung nicht klar, und Patienten müssen oft wochenlang mit der Unklarheit leben, wie gravierend die Krankheit wirklich ist. Dieses Trauma und die Eile, die von der Medizin bei der sehr wichtigen Entscheidung an den Tag gelegt wird, welcher Therapieweg gewählt werden soll, führen oft dazu, dass die Angst regiert. Depression und Resignation sind die Folge. Das geht auch anders: Dies ist ein Moment, in dem wir in uns hineinhorchen können. Wo stehen wir, wie fühlt es sich an, unser Leben zu leben? Indem wir selbst die Verantwortung für unsere Heilung übernehmen, finden wir zu oft ganz überraschender innerer Stärke und neuer Lebendigkeit.

Krebs bedeutet: Es geht um Leben oder Tod. Das ist die beste Ausrede der Welt, endlich das Leben zu leben, das man sich wünscht.

Ziel dieses Buches ist es, die Angst vor der Krankheit zu nehmen und einen klaren Blick darauf zu ermöglichen, dass es Alternativen gibt. Dass sogar besser leben kann, wer Krebs hatte oder hat. „Ich konnte bereichernde Erfahrungen machen, den Krebs eingeschlossen", erzählt der Psychiater David Servan-Schreiber und berichtet über seine erste Tumorerkrankung: „Tatsache ist, dass ich mich danach viel glücklicher fühlte als davor, und das ist doch ziemlich erstaunlich". Dass Krebs eine Bereicherung sein kann, gilt natürlich auch für Menschen, die ein Rezidiv erleben oder Krebs in einem fortgeschrittenen Stadium haben. In seinem Buch „Man sagt sich immer zweimal Lebewohl" konstatiert Servan-Schreiber: „Ich muss bekennen, dass ich meinen Rückfall manchmal als eine neue spannende, beinahe belebende Herausforderung betrachte. Als hätte eine sehr große Welle meinen Alltagstrott weggespült und mich auf ein tosendes Meer hinausgezogen."

Alles, was es braucht, die „Selbstheilungskräfte" zu aktivieren, die manchmal auch als „der innere Heiler" bezeichnet werden, ist bereits vorhanden, denn der Schlüssel liegt immer nur im eigenen Selbst, nicht außerhalb. Es gibt aber ein sehr seltsames Phänomen, das sicher die meisten Menschen kennen. Zwischen der eigenen Wahrnehmung durch den Verstand und den tiefer liegenden Gefühlen und Glaubenssätzen liegt eine Art Schleier oder Nebelwand. Wer also auf die Suche geht nach den Gründen, die hinter der Erkrankung stehen, tappt zunächst typischerweise etwas im Dunkeln. Aber keine Angst! Das Wissen um das, was einen heil macht, ist immer da, gleich greifbar hinter dem Schleier und dem Körper wohl bekannt. Die vielen Anregungen, praktischen Methoden und Übungen zeigen ganz konkret, wie sich das Ziel „Heilung" erreichen lässt.

Überbringer schlechter Nachrichten

Beispiel Brustkrebs: In der Brust fühlt sich etwas seltsam an, die Ärztin ertastet etwas oder die vorsorgliche Mammographie zeigt verdächtige Strukturen. „Das ist ein bösartiger Tumor, Sie müssen sich operieren lassen. Wie weit es fortgeschritten ist, kann ich Ihnen jetzt noch nicht sagen“: So oder ähnlich klingt es, wenn Radiologen einen Knoten entdecken. Manchmal kommt die Formulierung sanfter daher, aber Angst und Sorge entstehen trotzdem. Denn mit der Entdeckung wird ein breites Spektrum an mehr oder weniger niederschmetternden Möglichkeiten aufgemacht. Die Welt, wie sie ist, mit ihrem Alltag, dem nächsten Termin, den Pflichten und Vergnügungen, gerät ins Wanken. Ein großer Eimer Düsterkeit wird über dem Menschen ausgeschüttet, der diese Botschaft bekommt. Krebs heißt bewusst oder unbewusst: Tödliche Krankheit und existenzielle Bedrohung. Für die meisten Betroffenen schwingt neben der akut geweckten Angst zu sterben vor allem mit, was diese Nachricht für Familie, Partner und Kinder bedeutet.

In der Zeit, bis der Termin für eine Biopsie da ist, bleibt häufig jede Menge Gelegenheit, sich vollkommen verrückt zu machen und in einen Zustand tiefer Angst hineinzusteigern. Nachdem das Ergebnis der Biopsie manchmal erst eine Woche später da ist, heißt es oft weiter zu warten. Eine verlässliche Aussage darüber, wie weit fortgeschritten die Erkrankung ist, ob Lymphknoten betroffen sind und sich möglicherweise schon Metastasen gebildet haben, ist oft erst nach einer Operation möglich. Dann tagt das Tumor-Board und legt anhand der Tumorformel fest, welche Behandlung aus schulmedizinischer Sicht angeraten ist. In vielen Fällen sind das Chemotherapie, Bestrahlung und Hormonersatztherapie.

Raum für den betroffenen Menschen ist dabei in aller Regel nicht. Das Verdikt wird verkündet und dabei suggeriert, dass Eile geboten ist. Die Mehrzahl der Patienten lässt sich auf die Vorschläge ein, die von ihren Ärzten kommen. Das ist verständlich: In dieser lebensbedrohlichen Situation hält man sich ganz intuitiv an das, was der Arzt als Kompetenzperson rät. Als scheinbar Unkundige bleibt es nur, sich auf die Profis zu verlassen. Weil klar ist, dass Chemotherapie hoffnungslos grausig ist, erübrigt sich für viele Patienten das Nachfragen nach den Nebenwirkungen. Es geht um das nackte Überleben. Der Tenor der Ärzte lautet bei milderen Fällen: Das dauert ein Jahr, dann kann wieder ein normales Leben beginnen.

Was fehlt

Was fehlt, ist die Zeit zum ruhigen Nachdenken und zum zu sich Finden. Das liegt nicht nur an der eigenen Angst und am traumatisierten Zustand, sondern auch an einem medizinischen System, das suggeriert, den besten Weg zu wissen und das zum Handeln drängt. „Das Recht des Einzelnen auf Selbstbestimmung darf gerade in dieser Situation nicht verletzt werden. Und doch wird kaum eine andere Situation in der gesamten Medizin so oft in paternalistischer Weise (auch von Ärztinnen!) missbraucht, da ärztlicherseits irrtümlich geglaubt wird, man wisse, was jetzt das Beste sei für die erkrankte Person, und dass die Entscheidungsverantwortung bei den Ärzten liege“, schreibt Dr. med. Friederike M. Perl im Magazin „Lachesis“ vom November 2008.

Diese dringend nötige Zeit für sich selbst nahm sich jemand, der auch beruflich viel mit Krebs zu tun hatte: „Ich bin weg gefahren. In der Nähe von Göttingen gab es riesige, einsame Wälder mit Kathedralen uralter Bäume. Dort habe ich mich für zehn Tage in einem kleinen Dorf einquartiert und an mir gearbeitet. Es begann mit einer erschreckenden Erkenntnis: Ich wusste nicht mehr, wo und welches meine Kräfte sind. Ich fragte mich: Wer bin ich? Und fand keine Antwort. Ich versuchte mich zu spüren, aber ich spürte nichts“, erinnert sich Gerd Nagel, langjähriger Chef der Uniklinik Göttingen und Präsident der Deutschen Krebsgesellschaft, der selbst an

Leukämie erkrankt war, im gemeinsam mit Annette Bopp und Delia Nagel geschriebenen Buch „Was kann ich für mich selbst tun? Patientenkompetenz in der modernen Medizin“.

Nagel hat seine Erfahrungen mit dem Krebs auf seine Arbeit mit Patienten übertragen. „Ich hatte bis dahin Mühe mit der Frage von Patienten, was sie selbst für sich, für ihre Heilung tun können. Jetzt konnte ich diese Frage verstehen und beantworten. Meine Antwort bestand in einer Gegenfrage: ‚Was meinen Sie selbst, was Sie für sich tun können?‘. Denn darum geht es doch: Die Antwort auf die Frage: ‚Was kann ich für mich selbst tun?‘ liegt nicht in anderen, nicht draußen. Ich finde sie nur innen, in mir selbst. […] Von da an sagte ich meinen Patienten: ‚Lassen Sie sich Zeit mit der Therapie, gewöhnen Sie sich erst an die neue Lebenssituation‘“, berichtet Nagel. Er habe es sich zum Grundsatz gemacht, keinen Patienten zu behandeln, der sich nicht voll zu diesem Schritt bekennen konnte.

Die Moderatorin Miriam Pielhau war bereits 2008 an Brustkrebs erkrankt und brachte die klassische Brustkrebsbehandlung mit OP, Chemo und Bestrahlung brav hinter sich. Nach einer erneuten Erkrankung in 2014 hinterfragt sie vieles. Für den Beobachter von außen ist nicht nachvollziehbar, ob Pielhau am Krebs gestorben ist – sie hatte im Frühjahr 2016 mitgeteilt, dass sie geheilt sei – oder an den Folgen der riskanten schulmedizinischen Behandlung. Im Buch „Dr. Hoffnung“ jedenfalls kleidet die Autorin ihre eigene Geschichte in eine Erzählung über die (fiktive) Freundin Johanna, um etwas Distanz zur eigenen Geschichte wahren zu können. Nicht zufällig gibt es eine direkte Namensassoziation mit Jeanne d’Arc, denn Johanna ist eine Kämpferin, die bis zum Letzten um ihr Überleben kämpft. Im Buch ist es Johanna, eine Freundin aus der Zeit der ersten Erkrankung, die eine erneute, aussichtslose Krebsdiagnose bekommt, und Miriam, die sie bei allem begleitet.

„Und so landen wir an dem Punkt, dass es jetzt wohl endlich mal an der Zeit ist, den Fokus auf sich selbst legen zu dürfen. Stichwort: zu wenig Selbstliebe bisher. Eine Lerneinheit, die uns schon 2008 hätte vermittelt werden können. Die wir aber möglicherweise übersehen haben. Oder übersehen wollten. Der Grund dafür liegt vermutlich in der Art der Diagnose. Ich zitiere in freien Worten unsere damaligen Ärzte: ‚Da ist ein Tumor. Den schneiden wir Ihnen raus. Dann gehen Sie durch das prophylaktische Chemoprogramm. Und dann war es das. Hoffentlich'. Soll heißen: Die Bedrohung war immens. Aber der Rettungsplan klang so plausibel. Und vor allem: machbar. Wenn nur genug Einsatz (Stärke!) gezeigt würde. Gut. Das hieß für uns Patientinnen: dieses und jenes aushalten, durchhalten und vor allem tapfer sein. Funktionieren wie ein Schweizer Uhrwerk – und dann würde es das mit dem K. gewesen sein. Für immer. Was aber, wenn der Körper uns etwas ganz anderes signalisieren wollte? Wenn er nicht sagen wollte: Kämpft nur hart genug, dann kriegt ihr den Beelzebub in den Griff. Wenn er tatsächlich einmal mehr ‚Hilfe!' gerufen hat. Weil so vieles in Johannas Leben, außerhalb ihres Körpers und innerhalb ihres Herzens, schieflief. Das unbewusst auf ihre Seele drückte und das sie nicht wahrhaben wollte."

Viele Mediziner sagen von sich selbst, dass sie niemals eine Chemotherapie machen und das auch Familienmitgliedern nicht raten würden. Warum dann standardmäßig und vorsorglich so oft dazu geraten wird? Die Schulmedizin hat bisher nicht geschafft, wirksame und von den Nebenwirkungen her ungefährliche Mittel zu entwickeln. Eine These: Vielleicht wird am falschen Punkt angesetzt. Zudem befinden sich auch Mediziner in der Dunkelkammer der Angst vorm Sterben. Es ist schwer, mit Dingen umzugehen, die im eigenen Selbst tiefe Ängste auslösen. Eine Strategie besteht darin, sich von seinen Gefühlen abzuschneiden, oder sich hinter den rein formalen medizinischen Termini zu verschanzen – all diese Verhaltensweisen von Ärzten bedeuten jedoch eine Entmenschlichung der Arzt-Patient-Beziehung und eine Distanz, die dem Patienten, aber auch dem Arzt selbst nicht dient.

Auf den Arzt hoffen

Die Entscheidung, welche Therapie gewählt wird, welche der von der Medizin vorgeschlagenen Schritte gegangen oder nicht gegangen werden, darf jeder betroffene Mensch selbst treffen. Es ist eine verrückte Vorstellung, dass es nur einen Weg gibt. Der Wunsch, sich auf seinen Arzt, seine Ärztin zu verlassen, ist ganz natürlich – gerade in einer Situation, der in der Regel schon eine lange Zeit der Erschöpfung und Resignation vorausgegangen ist. Und doch muss gefragt werden, ob wirklich eine andere Person die Verantwortung für das eigene Leben übernehmen kann. Und darf. Und sollte.

Manchmal wird man auf der Straße nach dem Weg gefragt, man gibt sich Mühe, die richtige Auskunft zu geben, damit der andere gut und sicher ans Ziel gelangt. Nicht selten stellt man später fest, wenn der andere schon außer Sicht ist, dass man doch einen kleinen Fehler gemacht hat. Ein Rechts oder ein Links oder einen Straßennamen verwechselt hat. Selbst der wohlmeinendste Arzt überblickt nur sein eigenes Fachgebiet. Es ist eine Illusion zu hoffen, dass dieser Arzt den Überblick über alle Aspekte in der eigenen Krankengeschichte behalten kann, über das komplexe Zusammenwirken ganz unterschiedlicher Lebenserfahrungen und Symptome. Und vielleicht ist es auch nicht ganz fair, so etwas zu erwarten. „Es klingt jetzt vielleicht hart, aber viel Kritik am Arzt gründet sich auf die Ohnmacht des Patienten. Wir Patienten haben unsere Entmachtung zugelassen. Jetzt stehen wir da wie das Kaninchen vor der Schlange. Nicht nur unsere Ärzte, sondern auch wir alle haben unseren inneren Heiler vergessen. Da setzt Patientenkompetenz an“, schreibt Gerd Nagel dazu. Vielleicht werden sich auch die Sicht und die Ausbildung der Mediziner perspektivisch ändern. Zuhören können ist die wichtigste Qualität, die ein Arzt mitbringen muss, erklärt der Palliativmediziner und Autor Dr. Gian Domenico Borasio im „Tagesspiegel“ im November 2014. Die Medizin der Zukunft werde „eine hörende sein, oder sie wird nicht mehr sein“, sagt der Arzt und zitiert dazu den Philosophen Sören Kierkegaard: „Wenn wir jemandem helfen wollen, müssen wir zunächst herausfinden, wo er steht. Das ist das Geheimnis der Fürsorge“.

Nach der Diagnose geht es also darum, zunächst sein eigenes, tiefes Selbst aufzusuchen – wie das gehen kann, ist im Folgenden zu lesen – und auf dieser Ebene mit sich selbst zu beratschlagen, bevor überhastet gehandelt wird. Mut macht, dass die Schulmedizin immer wieder Spontanheilungen attestieren muss, für die sie keine Erklärung findet. Aus der Logik heraus, dass sich Krebszellen, selbst in fortgeschrittenen Phasen, „von allein“ zurückbilden können, dürfen wir alle eine sehr tiefe Hoffnung schöpfen: Krebs ist prinzipiell heilbar.

Kapitel 1 –

Krebs und die Medizin

> „Zu Ihren Lebzeiten hat sich dieses völlig überholte mechanistische Denkmodell [der Schulmedizin, sich den Körper als eine Art Maschine vorzustellen] nicht verändert. Lediglich hier und da wurde die eine oder andere Schönheitsreparatur vorgenommen. Aber was ist der Körper, wenn er keine Maschine ist? Ihr gesamter Körper ist ein ganzheitlicher dynamischer Prozess, der gewährleistet, dass das Leben weitergeht. Und für diesen Prozess sind Sie verantwortlich. Wie Sie damit umgehen sollen, hat Ihnen freilich niemand beigebracht – vermutlich deshalb, weil es ein derart gewaltiges Unterfangen ist: Es umfasst alles und nimmt niemals ein Ende."
>
> Deepak Chopra: „Heilung"

Die erste Diagnose obliegt nicht selten einer Gattung von Ärzten, die ich als „Maschinenmediziner" bezeichnen möchte. Sie müssen komplexe Geräte bedienen und deren Output deuten können. In ihren Praxen manifestiert sich letztendlich, wie schwerwiegend die Diagnose ist. Das ist ganz sicher kein leichter Job. Die Art und Weise allerdings, wie eine solche Nachricht überbracht wird, ist ganz entscheidend. Leider fehlt hier großflächig eine Ausbildung, die vermittelt, wie behutsam und menschlich auf den Patienten eingegangen werden kann, zudem mangelt es an Zeit für ein richtiges Gespräch, vor allem im Minutentakt der radiologischen Praxen. Die Wirkung einer Arztprognose ist von einer Mächtigkeit, die gern unterschätzt wird.

Sehr schnell geht es dann nur noch um Überlebensraten und Prozentzahlen. Oft wird mit Zahlen jongliert, deren Basis dem Zuhörerenden in der Regel überhaupt nicht bekannt ist. Wenn man sich in Studien vertieft, dann stellt sich regelmäßig heraus, dass Zahlen nicht wirklich das bedeuten, was sie suggerieren. Eine Aussage wie „Die Überlebenschance ist bei Therapie XYZ um 50 Prozent höher" interpretiert man zum Beispiel automatisch so, dass es ein riesiges Risiko bedeutet, diese Therapie nicht zu machen. Aber tatsächlich beziehen sich diese Zahlen oft nur auf einen Bruchteil von Personen, die bei einer Studie mitgemacht haben. Ein Beispiel: „Konkret wurde die Rezidivgefahr um 46 Prozent gegenüber unbehandelten Kontrollen reduziert", konstatiert die Studie der „Breast International Group" (BIG), die vom Pharmakonzern Hoffmann-La Roche finanziert wurde. Dabei wurden Daten von insgesamt 3.387 Frauen ausgewertet, ungefähr die Hälfte davon nahm das Medikament Trastuzumab (Herceptin). Nach rund einem Jahr gab es in beiden ausgewerteten Studienarmen 347 Rezidive. Insgesamt 127 Ereignisse betrafen die Trastuzumab-Gruppe, 220 die Kontrollgruppe. Anhand dieser Differenz von 93 Personen kommt die Aussage zustande, dass das Überleben zu fast 50 Prozent von der Einnahme dieses Medikaments abhängt. Es ist besonders wichtig, sich klarzumachen, dass die persönliche und psychische Befindlichkeit – also der Mensch an sich – keinerlei Rolle in diesen Studien spielt.

Diese Konfrontation mit Zahlen und Überlebensraten kann eine durchaus bedrohliche Dimension annehmen. Im spezialisierten Brust-Zentrum am Sankt-Gertrauden-Krankenhaus beispielsweise fehlte den Ärzten, auf die ich dort traf, das Potential, Mut zu spenden. Bei der Biopsie fragte ich, wie viele Frauen nach der Behandlung krebsfrei sind. Die Antwort lautete sinngemäß: „Ein Drittel sehen wir wieder". Das war eine Zahl, die Angst macht. Nach der Operation hieß es, da der Tumor besonders aggressiv sei, müsse ich definitiv das gesamte Prozedere aus Chemo, Bestrahlung und Antihormontherapie mitmachen. Es wurde nicht so formuliert, als gäbe es irgendeine Option dazu, wenn ich gesund werden will. Ich erinnere mich an eine Aussage der Ärztin, die mich damals sehr beunruhigte: Meine Chancen, gesund zu werden, stünden bei etwa 70 Prozent. Anders erging es mir mit meiner Onkologin, einer niedergelassenen Frauenärztin, zu der ich nach dem Krankenhaus wechselte. Sie sagte mir, dass ich zu über 95 Prozent wieder gesund werde. Zunächst misstraute ich dieser Angabe, weil ich noch die für mich niederschmetternde Zahl aus dem St. Gertrauden-Krankenhaus im Ohr hatte. Doch nach einiger Zeit vertraute ich meiner neuen Ärztin mehr.

Die Abhängigkeit von der Meinung der Ärzte ist in einer solch lebensbedrohlichen Situation extrem, die eigene Wahrnehmung vergleichsweise fragil. Solche Mediziner, die konkrete Aussagen über die vermeintlich verbleibende Lebenszeit in Monaten oder Jahren machen, würde ich als grob fahrlässig bezeichnen. Wut über eine solche Hybris ist die einzig passende Antwort. Miriam Pielhau schreibt über den Onkologen in „Dr. Hoffnung“: „Immerhin hat er sich nicht zu einer unseriösen Endlichkeitsprognose hinreißen lassen, wie es manch ein Vertreter seiner Zunft getan hätte. Beispiele dafür, wie sich die Götter in Weiß aufspielen, als seien sie der Allmächtige persönlich, kenne ich zur Genüge. Das sollte verboten werden. Weil es niemandem hilft. Und überdies nur Gott – der echte – weiß, wann es für einen Menschen an der Zeit ist zu gehen“. Welche Macht das Verdikt eines Arztes hat, sollte nicht unterschätzt werden. Die amerikanische Ärztin Dr. Lissa Rankin beleuchtet in ihrem Buch „Mind over Medicine“ die Wirkung, die eine negative Aussage eines Arztes haben kann:

> „Wenn wir einen Patienten für ‚chronisch‘, ‚unheilbar‘ oder ‚tödlich‘ krank erklären, programmieren wir negative Glaubenssätze in sein Unbewusstes ein und provozieren damit eine Stressreaktion, die ihm mehr schadet als nützt. Drücken wir ihm das Etikett einer negativen Prognose auf und berauben ihn seiner Hoffnung auf Heilung, könnten wir letztlich den Boden dafür bereiten, dass sich

unsere fatale Prophezeiung erfüllt. Wäre es nicht besser, ihm Hoffnung zu machen? Damit würden wir seinem Geist das Signal geben, im Gehirn die Ausschüttung all der gesundheitsförderlichen Substanzen zu veranlassen, die den Selbstreparaturmechanismen des Körpers auf die Sprünge helfen."

Vertrauen in den medizinischen Begleiter

Clemens Kuby, Mitgründer der Grünen, Filmemacher und Autor, hat sich intensiv mit dem Thema Wunderheilung beschäftigt, unter anderem im Film „Unterwegs in die nächste Dimension". Noch interessanter jedoch sind seine Erkenntnisse, die er im gleichnamigen Buch zusammengefasst hat. Der Schamane oder Heiler macht eine möglichst gute Show und kümmert sich oft mit viel Einsatz und Tamtam um seinen Patienten. Daneben geht es aber immer auch um die Frage, was den Patienten belastet und wie er ab jetzt ausgewogen leben kann. Kubys Fazit: Am Ende sind diese Heiler nicht unbedingt nötig. Der Aufwand, der betrieben wird, kann einen Impuls geben, es kommt jedoch in erster Linie darauf an, wie der Patient sein Leben verändert.

Auch Schulmediziner können natürlich gute Heiler sein, denn in der Medizin ist es ganz ähnlich. Welche Chance ein Patient auf Heilung hat, hängt bis zu einem gewissen Grad von der Einstellung, der Haltung und dem Optimismus seines Arztes ab. Lissa Rankin schreibt in „Mind over Medicine": „Manche Studien […] kommen sogar zu dem Schluss, dass der Arzt selbst das Placebo ist und er im Heilungsprozess die Rolle des auslösenden Moments übernimmt. […] Ohne das biochemische Beiwerk findet die Medizin zu dem zurück, was sie war […]: Sie wird wieder zum Behandlungsritual; zu einer Behandlung, der wir einen tieferen Sinn beimessen; zu einem Akt der fürsorglichen Zuwendung durch jemanden, der sich berufen fühlt, Menschen auf den Weg der Besserung zu führen".

Zu den wirklich wichtigen Entscheidungen gehört es deshalb, sich einen Arzt, Therapeuten, Heiler oder was auch immer zu suchen, der vollständig auf der eigenen Seite steht – wohl wissend, dass letztendlich nur der Patient selbst in der Lage ist, sich zu heilen. Rankin rät, sich ein Team zusammenzustellen, das unterschiedliche Funktionen bei der Unterstützung der Selbstheilungskräfte übernimmt. Das können neben einem Arzt auch Therapeuten sein, Heilmasseure, Heilpraktiker und so weiter. Wichtig ist, dass sich alle auf den individuellen eigenen Weg des Patienten einlassen und sich nicht wegen unterschiedlicher Glaubensrichtungen bekämpfen.

Aus Sicht von Psychologe und Arzt Prof. Dr. Christian Schubert brauchen wir dringend einen „neuen Arzt", einen, der nachfragt, was im Leben im Patienten gerade los ist und das in Beziehung zu aktuellen Symptomen bringt. „Er ist einer, der Impulse gibt, der sagt: ‚Mensch, mach, ich begleite dich', ein partnerschaftlicher Ratgeber, der am Leben des Einzelnen interessiert ist, und nicht eine Autorität, die sagt, wo's langzugehen hat. Einer, der Mut macht. Das kann die Selbstheilungskräfte in Gang setzen, die den Patienten wieder gesunden lassen. Macht der Arzt hingegen Angst, schadet das eher, weil schlechte psychische Energie Schlimmes im Körper anrichten kann", so Christian Schubert 2016 in einem Interview mit der „FAS". Eine Reihe von Untersuchungen der Psychoneuroimmunologie zeige, dass Ansätze der Positiven Psychologie wie Optimismus, Selbstwirksamkeit, Selbstvertrauen und Unterstützung die Immunaktivität positiv beeinflussen könnten, so der Arzt: „Fragen Sie sich außerdem, was Ihre Ziele sind und ob Sie dementsprechend leben. Was ist der Sinn Ihres Lebens? Das klingt alles banal, ist es aber nicht".

Psychoonkologie – verkehrte Welt

Der ehemalige Widerstandskämpfer Stéphane Hessel machte 2010 mit seinem Essay „Empört euch! – Indignez-vous!" von sich reden. Einen solchen Aufruf zur Empörung könnte auch die Disziplin der Psychoonkologie vertragen.

Was ist Psychoonkologie? Anstatt die Ursachen von Krebs im Leben des Einzelnen zu erforschen, hat die medizinnahe Disziplin eine ganz besonders ausgefeilte These entwickelt, um genau diese Ursachen zu leugnen. Das tiefe Gefühl der Erschöpfung, die Traurigkeit und Depression sind nicht etwa der immer sichtbarere Gipfel einer jahrelangen Entwicklung, sondern schlicht Symptome eben jener Krankheit. Es ist bemerkenswert, wie tief die Sehnsucht ist, dass die persönliche Geschichte des Einzelnen keine Rolle spielen möge. In der Literatur stößt der Forschende häufig auf die Aussage, es gebe viele Studien, die belegen, dass Krebs seelische Ursachen hat. Weil es jedoch noch mehr Studien gebe, die hier keine Relevanz erkennen ließen, gelte: Krebs hat keine seelischen Ursachen. In der Praxis sieht das anders aus. Eine Psychologin im Berliner St. Gertrauden-Krankenhaus stellte im Gespräch mit mir fest: Sie habe praktisch noch keine Patientin kennengelernt, die nicht genau gefühlt hätte, welche Faktoren mit zur Erkrankung geführt haben – vom anhaltend stressvoll geführten Berufsleben bis hin zu jahrelangen Beziehungskämpfen. An dieser Stelle möchte ich dazu einladen, einmal spontan aufzuschreiben, ohne lang zu überlegen, was Sie in Ihrem Leben als an der Krebsentstehung beteiligte Ursachen wahrnehmen:

Diese Notizen können als Ausgangspunkt für die eigene Erforschungsreise dienen. Ganz wichtig: Alles, was hier kommt, nicht als Gejammer oder unzulässige Übertreibung abwerten, sondern vertrauensvoll als inneren Hinweis ernst nehmen.

Im Folgenden soll der Versuch gemacht werden, in Bezug auf das Thema Krebs ein bisschen Licht in das Zusammenspiel von Geist, Körper und Seele zu bringen. Die Seele (gleich Psyche) bei Krankheit aus der Gleichung herauszunehmen, lässt sich mit der naiven Annahme vergleichen, dass Strom aus der Steckdose kommt oder die Milch aus dem Supermarkt. Dr. Achim Schuppert, ein Bonner Mediziner, der seit vielen Jahren auf eine ganzheitliche Krebsbehandlung seiner Patienten setzt, schreibt über seinen Therapieansatz: „Oft erfolgte auch die Zusammenarbeit mit einer Psychotherapeutin, um alte seelische Traumata, die möglicherweise das Entstehen der Erkrankung begünstigt hatten und noch fortwirkten, verarbeiten zu helfen. Die Nichtbeachtung der Psyche scheint mir ein wesentlicher Grund von schlechten Therapieergebnissen zu sein".

Die Psychoonkologie befasst sich jedoch nicht mit den seelischen Faktoren, die einen Anteil an der Erkrankung haben, sondern damit, was der Patient und die Patientin aufgrund ihrer Krankheit erleiden: Wie sie mit den Ängsten, die die Diagnose mit sich bringt, umgehen und wie die Angehörigen mit „der Situation fertigwerden" können. Dabei sollte hier darauf hingewiesen werden, dass viele der ernsten Schäden, Übergriffe und Verletzungen nicht vom Krebs selbst rühren, sondern von den Methoden der Schulmedizin, die im Krieg gegen den Krebs um jeden Preis den Körper zum Schlachtfeld macht.

Spannend ist vor allem, dass die Medizin eigentlich schon vor über hundert Jahren die Faktoren Kummer und Erschöpfung als Ursachen für Krebs identifiziert hatte. Bis ins 20. Jahrhundert hinein gab es eine Vielzahl von Veröffentlichungen, die diesen Zusammenhang betonen. „Es ist viel darüber geschrieben worden, welchen Einfluss seelischer Schmerz, plötzliche Schicksalsschläge und ständiges Niedergedrücktsein auf die Anfälligkeit zur Entstehung einer Krebserkrankung haben", schrieb beispielsweise Dr. Walter Hoyle Walshe 1846 in seiner Abhandlung „The Nature and Treatment of Cancer". So zitiert ihn der amerikanische Psychotherapeut und Krebspionier Lawrence LeShan in „Diagnose Krebs: Wendepunkt und Neubeginn". Aus Sicht LeShans sind zum einen die nicht vorhandenen Strategien, den Patienten mit diesem Wissen zu helfen, zum anderen der zunehmende Fokus auf die Gerätemedizin mit spezifischerer Diagnostik und operative Methoden dafür verantwortlich, dass solch ursprüngliches Wissen verloren ging. Die Ärztin Lissa Rankin kritisiert diese Entwicklung:

> „Eine bloße Fokussierung auf den Körper reicht nicht aus. Auch die geistige Befindlichkeit eines Menschen will berücksichtigt sein. Die Gesundheit auf der körperlichen Ebene stärken zu wollen, ohne die geistige mit einzubeziehen, ist ein sinnloses Unterfangen. Erst wenn wir erkennen, dass unser Körper ein Spiegel unserer zwischenmenschlichen, spirituellen, beruflichen, sexuellen, kreativen, finanziellen, umweltbedingten, mentalen und emotionalen Gesundheit ist, werden wir echte Heilung erfahren".

Dr. Achim Schuppert kommt laut Informationen auf seiner Website in einer Untersuchung zum Ergebnis, dass nahezu sämtliche seiner Brustkrebspatientinnen in den Jahren vor der Diagnose Schicksalsschläge zu verzeichnen hatten, und dass ihr Aufwachsen im Elternhaus in der Regel problematisch war.

Verleugnen ist angesagt

Ich finde es überraschend, dass viele Menschen sofort auf die Barrikaden gehen, wenn nach psychosomatischen Hintergründen von Krebs gefragt wird. In Gesprächen ergibt sich sehr schnell der Vorwurf: „Das heißt dann ja, die Leute sind selbst schuld an ihrer Krankheit". Mit diesem Totschlagargument ist die Unterhaltung auch schon beendet. In Internet-Foren werden Menschen, die sich nach den Gründen für ihre Krankheit fragen und sich für alternative Heilmethoden interessieren, oft sehr massiv angegangen und niedergemacht. Wer sich gegen eine Chemotherapie entscheidet, muss damit rechnen, für verrückt erklärt zu werden. Die Schulmedizin gilt als Ultima Ratio, individuelle Wege werden mit viel Misstrauen bedacht. Das ist letztlich kein Wunder – schließlich fühlt es sich nicht gut an, selbst die Qualen der schulmedizinischen Behandlung zu ertragen und das dann gleichzeitig in Frage gestellt zu sehen. Zugleich gibt es eine tiefe Sehnsucht, sich auf seinen Arzt und die Rettung von außen zu verlassen. Krebs als Schicksal zu sehen, das einem widerfährt, einfach so, ohne tieferen Grund – das ist eine Sichtweise, die viele Menschen vorziehen. Diese Sichtweise nimmt nur leider das gute und machtvolle Gefühl, dass wir unsere Gesundung und Gesundheit selbst in der Hand haben.

Miriam Pielhau schreibt über eine ihrer Ärztinnen: „Zum Abschluss sagte sie etwas, das lange in mir nachhallte: ‚Die Medizin kann Ihnen helfen. Mit allen Mitteln, die ihr zur Verfügung stehen. Aber gesund werden und wieder heilen wollen, das müssen Sie selbst leisten'". Zunächst ist die Autorin darüber ein bisschen empört, doch das ändert sich: „Einige durchdachte Nächte später begriff ich, was sie mir hatte vermitteln wollen. Nämlich eine frohe Botschaft. Die, dass ich selbst einen bedeutenden Anteil an meiner Heilung habe. Was keine Bürde ist, sondern eine Aufgabe. Aber eigentlich ist es noch viel mehr, nämlich ein Geschenk. Weil es das Gegenteil ist von tatenlos zusehen und dem Schicksal wehrlos ausgeliefert sein".

Professor Dr. Christian Schubert stellt im Interview mit der „Frankfurter Allgemeinen Sonntagszeitung" fest: „Es ist noch ein langer Weg zu einer biopsychosozialen Medizin, da der Patient selbst Teil des Problems ist. Es ist schmerzhaft, sich seinen psychischen Problemen zu stellen, lieber geht man zum ‚Medizinmaschinisten' und lässt an sich herumschneiden. Das tut vermeintlich weniger weh als Psychotherapie". Die Angst vor der Selbsterforschung hängt vermutlich direkt mit der Angst zusammen, dann konsequenterweise seine Beziehungen und sein Lebenskonzept auf den Prüfstand stellen zu müssen. Krebs ist ein toller Motor, um sich dieser Angst zu stellen, schließlich geht es um alles. Und trotzdem wird es immer Menschen geben, die sich dafür entscheiden, nichts anzutasten. Das ist vollkommen in Ordnung. Jeder hat absolut das Recht, seinen eigenen Weg zu gehen.

Dennoch wäre es schade, die Macht der Selbstheilungskräfte zu unterschätzen. Die Medizinerin Lissa Rankin stellt die provokante Frage: „Was, wenn wir in der Lage wären, unseren Körper allein mit der Kraft unserer Gedanken und Emotionen zu heilen?" Sie schreibt:

> „Ich weiß, diese Vorstellung klingt radikal, zumal wenn ich als Ärztin sie formuliere. Glauben Sie mir: Als ich zum ersten Mal auf wissenschaftliche Studien stieß, die genau darauf hinauszulaufen schienen, war ich ebenso skeptisch. Ich hielt den menschlichen Körper nicht für so schlicht, dass wir ihn einfach gesund denken oder ihn durch Sorgen krank machen könnten. Aber was, wenn sich das als Irrtum erweist? Was, wenn wir uns in Wirklichkeit selbst sabotieren, solange wir unsere Augen vor der Tatsache verschließen, dass der Körper als ein sich selbst heilendes System verdrahtet ist, dessen Steuerung vom Kopf aus erfolgt?".

Eine solche Frage erzeugt Aufruhr, nicht nur im medizinischen Establishment. Sie macht vielen Menschen große Angst, die es ganz praktisch finden, die Verantwortung für ihre Gesundheit an die Ärzte abzugeben. „Die Alternative, dass unsere Selbstheilungskräfte stärker sind, als wir es uns je erträumt haben, schlägt uns den Ball in unser eigenes Spielfeld zurück, und vielen ist die Verantwortung dafür zu groß", so Rankin. Ja, es ist nicht so total gemütlich, aber es lohnt sich!

Natürlich soll daraus auf keinen Fall eine neue Art von Druck entstehen. Leistungs- und Verantwortungsdruck sind ja häufig schon das Gift, das mit zur Krankheit beigetragen hat. Es hat nichts mit persönlichem Versagen zu tun, wenn eine Krankheit fortschreitet. Vielmehr geht es darum, zu sich selbst zu finden und einen liebevollen inneren Kontakt aufzubauen, der insgesamt zu einem besseren, einem harmonischen Gefühl und seelischen Frieden beiträgt, ganz unabhängig von der Situation. Welchen Weg ein vom Krebs betroffener Mensch einschlägt, muss und vor allem darf jeder mit sich ausmachen. Mehr Schulmedizin, wenn man sich ohne zu unsicher fühlt, eine Kombination aus Schul- und Komplementärmedizin oder nur einzelne Maßnahmen, die dem jeweiligen Menschen besonders sinnvoll erscheinen – alles ist perfekt, solange man wirklich dahinter stehen und sich damit im Reinen fühlen kann.

Wer sich für den Weg der Selbsterforschung entscheidet, für den gilt: Niemand muss oder kann perfekt sein. Nach meiner Erfahrung aus 48 Jahren, die zu großen Teilen unter dem Licht der persönlichen Weiterentwicklung und Selbsterkenntnis standen, lautet mein Resümee: Das Leben ist zu komplex und veränderlich, als dass man jemals mit seiner Positionierung fertig ist. Diese Wunschvorstellung, dass man irgendwann endlich mit dem Lernen, Forschen und der Aufarbeitung abgeschlossen haben wird, sorgt für ganz schön viel Frust, weil die Wirklichkeit einfach nicht so aussieht. Das Auf und Ab gehört dazu, wie die Gezeiten zum Meer, die Jahreszeiten zum Lauf des Jahres. Und oft sind es die „Löcher“, aus denen man viel lernen kann, auch wenn es nicht angenehm ist, sie zu ertragen. Doch es ist absolut machbar, diese Tiefphasen zu verkürzen, manchmal reicht dann ein Aufflackern alter Gefühle und man weiß: okay, das kenne ich, und ich kenne auch den Weg da raus. Der Schlüssel ist ein absolut liebevoller Umgang mit sich selbst – dazu gehört für mich, immer wieder zu mir zu sagen: Ich hab dich lieb, du bist so eine Süße, du bist wundervoll – vor allem, wenn es mir gerade mal nicht so gut geht oder blöde

Dinge passieren. Nicht oberflächlich dahin gesagt, sondern so, wie man es seinem geliebten Kind oder Partner sagt, mit der ganzen Tiefe und Wärme der Gefühle, sodass man sich geliebt und wohlig fühlt. Essentiell ist auch, immer wieder den Kontakt mit seinem tiefsten Inneren zu halten. In den Wald oder Park zu gehen, in seinen Körper hinein zu spüren und in sich hinein zu fragen: Wie geht es mir gerade? Was brauche ich jetzt? In den folgenden Kapiteln gibt es viele Hinweise, wie der Dialog mit der Seele und dem Körper gelingen kann. Die Antworten, die aus dem Inneren kommen, sind hochverlässlich – es gehört aber auch zum Deal mit sich selbst, dass sie wahr- und ernstgenommen werden und Taten folgen. Es ist immer hilfreich, die Erkenntnisse, Antworten, Bilder und Gedanken aufzuschreiben, damit man auch später darauf zurückgreifen kann.

Welche Rolle die Ernährung spielt

Parallel zur Schulmedizin gibt es eine Vielzahl von Theorien, wie sich Krebs bekämpfen lässt. Ein großer Fokus liegt dabei auf der Ernährung. Himbeeren, Kohl, Matcha-Tee oder selbst Aprikosenkerne sollen es wieder richten. Klar ist eine gesunde Ernährung wichtig. Aber sie entscheidet in aller Regel nicht über Krankheit und Gesundheit. Das unterstreicht auch eine sehr interessante Studie, auf die Lissa Rankin in „Mind over Medicine" hinweist. Darin wurde ein amerikanisches Dorf italienischer Einwanderer untersucht, in dem es lange Zeit praktisch keinen Krebskranken gab, obwohl die Ernährung der Dorfbewohner nicht gerade gesund war. Erst als die Jungen wegzogen und der Zusammenhalt der Familien zerbrach, näherte sich die Krebserkrankungsrate den anderen Orten der Umgebung an.

Eine bestimmte Diät einzuhalten, ist gefühlt sicher einfacher als der Frage nach den innersten Wünschen nachzugehen. Die Sehnsucht nach einem Wunder, mit dem sich die Krankheit einfach wegzaubern lässt, ohne dass man etwas dafür tun muss, ist mächtig. Für David Servan-Schreiber war in seinem „Antikrebs-Buch“ das Thema Ernährung von besonders großer Bedeutung. „Himbeeren und Brokkoli reichen also doch nicht?“ wurde der Autor nach seiner zweiten Erkrankung dann auch zynisch gefragt. Seine Antwort: „Tatsächlich hat mich mein Rückfall veranlasst, zahlreiche damit verbundene Fragen zu stellen. Es sind die schwersten, vielleicht auch wichtigsten Fragen meines Lebens“. Das „Antikrebs-Buch“ hat für ihn nicht an Gültigkeit verloren. Doch warum haben ihn die dort postulierten Methoden nicht mehr weiter vor dem Rückfall geschützt? „Ich habe oft erklärt, ich würde alles beherzigen, was ich im ‚Antikrebs‘-Buch empfohlen habe. Im Großen und Ganzen stimmt das auch, bis auf einen Punkt: Ich habe mir ein anstrengendes und insgesamt viel zu großes Arbeitspensum auferlegt und insofern nicht genug auf mich geachtet, und das seit Jahren“. Servan-Schreiber beschreibt, wie er voller Leidenschaft und mit Feuereifer die Thesen seiner Bücher, die auf große Resonanz stießen, überall auf der Welt in Gesprächen und Vorträgen vorstellte. Die häufigen Flugreisen durch verschiedene Zeitzonen trugen seiner Analyse zufolge dazu bei, sein Immunsystem zu belasten. Das habe eine massive Störung seiner biologischen Rhythmen zur Folge gehabt, so der Autor. Er habe, kurz gesagt, die Demut vor der Krankheit verloren:

> „Ich besaß die Schwäche zu glauben, ich wäre schon deshalb geschützt, weil ich mich an einige Vorsichtsregeln hielt: Ich achtete auf meine Ernährung, fuhr täglich Fahrrad, meditierte ein bisschen und machte jeden Tag ein bisschen Yoga. Ich glaubte, das gäbe mir das Recht, die grundlegenden Bedürfnisse meines Körpers zu ignorieren, wie Schlaf, regelmäßige Rhythmen und Ruhe. Wenn ich heute zurückschaue, springt mir der Irrtum ins Auge. Obwohl ich kein wissenschaftliches ‚Ein-Mann-Experiment‘ bin, glaube ich, dass man Lehren aus meinem Missgeschick ziehen kann. Man darf sich nicht übernehmen und erschöpfen. Zu den wichtigsten Schutzmaßnahmen vor Krebs gehört es, eine gewisse innere Ruhe zu finden“.

Servan-Schreibers aus meiner Sicht sehr wichtige Botschaft – denn ich begeistere mich auch gerne mit voller Kraft für Aufgaben, die mich faszinieren – liegt darin, dass eben selbst der positive Stress, der „auf die Psyche manchmal wie eine Droge wirkt", wie der Psychiater es beschreibt, für Menschen mit Krebs nicht ungefährlich ist.

In der Retrospektive stellt Servan-Schreiber selbstkritisch fest, warum er den Themen Ernährung, Bewegung und Meditation ein besonders hohes Stellenmaß zugewiesen hatte: „Das ist auch der klarste und am besten umsetzbare Teil der Botschaft: Es ist leichter, Fisch und rote Früchte zu essen, als die Arbeitsgewohnheiten oder die Beziehung zur Ehefrau zu verändern". Von besonderer Bedeutung war für mich bei der Lektüre die Erkenntnis, dass es nicht gut tut, den Körper außen vor zu lassen. Aber auch die Bedeutsamkeit der Selbsterforschung, die Klärung von Konflikten und das Finden von Frieden werden für meine Begriffe durch Servan-Schreibers Erkenntnisse noch einmal unterstrichen: Denn wo sonst soll innere Gelassenheit herkommen?

Und noch ein Mysterium: Das magic Immunsystem

Es soll nicht darüber hinweggegangen werden, dass Krebs eine komplexe Erkrankung ist. Das vieldiskutierte Label „genetisch bedingt" ist bei Brustkrebs nur in rund fünf Prozent der Fälle zutreffend. Und selbst darüber ließe sich wohl debattieren, schließlich zeigen wissenschaftliche Erkenntnisse, dass wir mit der Art, wie wir leben, Gene an- und abschalten, wie Deepak Chopra in seinem Buch „Heilung" ausführt. Auch das Zurückführen einer Krankheit auf den Hormonhaushalt greift zu kurz. All diese biochemischen Prozesse im Körper, die von der Wissenschaft erforscht wurden, reichen einfach nicht aus, um das Symptom Krebs zu erklären. Verliebtheit zum Beispiel kann vollständig als ein Ablauf chemischer Reaktionen im Körper beschrieben werden. Aber wird diese reduzierte Beschreibung der allumfassenden Erfahrung von Verliebtheit auch nur annähernd gerecht?

Bricht man die Krankheit Krebs auf eine einfache Ebene herunter, dann lässt sich feststellen, dass in jedem Körper Krebszellen vorkommen. Natürlicherweise würde jedoch das Immunsystem erkennen, dass diese Zellen krank sind. Die Apoptose (der natürlich im System der Zellen programmierte Mechanismus der Selbstauslöschung) sorgt dafür, dass sich das Problem von selbst erledigt, wenn eine Zelle degeneriert. Falls das nicht geschieht, räumen sogenannte Killerzellen mit den „kranken“ Zellen auf. Dass bei einer Anzahl von etwa 100 Billionen Zellen im Körper hin und wieder etwas schiefgeht, liegt auf der Hand. In der Regel aber werden die Krebszellen vom Immunsystem in Schach gehalten, so dass es zu keiner Erkrankung kommt. Ist das Immunsystem dauerhaft im Keller, steigt nachgewiesenermaßen die Anfälligkeit für Krankheiten. Anhaltender Stress, Trauer und Unfrieden beeinflussen die Körperabwehr negativ.

Trotz dieser wissenschaftlichen Erklärungen dafür, wie das Abwehrsystem des Körpers funktioniert, scheint das Wort Immunsystem eine abstrakte Macht oder Fähigkeit zu umschreiben. Es wird zu einer Art Wesen, von dem man sich im Stich gelassen fühlen kann. Je fachlich abstrakter das Konzept des Immunsystems wird – und das kann es für Menschen mit Krebs sicherlich sehr schnell werden – desto mehr verschwindet eine sehr simple Tatsache in den Hintergrund: Du bist irgendwie dein Immunsystem. Das klingt sicher merkwürdig, aber es handelt sich doch mit Sicherheit nicht um einen Apparat in unserem Inneren? Wenn wir uns glücklich, stark, mit uns zutiefst im Reinen fühlen, dann ist unser Immunsystem stark und widerstandsfähig. Fühlen wir uns erschöpft und depressiv, liegt es darnieder. Dr. O. Carl Simonton konstatiert in seinem Buch „Wieder gesund werden“: „Großer emotionaler Stress erhöht die Krankheitsanfälligkeit. Chronischer Stress bewirkt eine Hemmung des Immunsystems, die wiederum die Anfälligkeit für Krankheiten erhöht – insbesondere für Krebs".

Rankin beschreibt die Voraussetzung für die Selbstheilung so: „Ist unsere innere Einstellung von Hoffnung und Optimismus geprägt, werden im Gehirn Substanzen ausgeschüttet, die den Körper in einen weitgehend vom parasympathischen Nervensystem kontrollierten, physiologischen Entspannungszustand versetzen. Dieser bietet die Voraussetzungen dafür, dass die natürlichen Selbstreparaturmechanismen des Körpers in Aktion treten und all das in Ordnung bringen können, was nicht mehr richtig funktioniert". Wenn Menschen hingegen schmerzvolle und bedrohliche Glaubenssätze haben, interpretiert das Gehirn diese Gedanken als eine ebenso konkrete Bedrohung, wie zum Beispiel eine echte Bedrohung durch ein wildes Tier – ein dummer Umstand, der viele Folgen hat. Es gibt in unserem Gehirn einen alten Part im Hirnstamm, der lustigerweise als „Reptiliengehirn" bezeichnet wird. Dieser Bereich kontrolliert lebenswichtige Basisfunktionen wie die Atmung, die Regulation des Herzschlages, die Nahrungsaufnahme und die Darmtätigkeit. In einer akuten Bedrohungssituation kommt ohne langes Nachdenken, denn dafür ist keine Zeit, unwillkürlich das Reptiliengehirn zum Einsatz und entscheidet reflexhaft über Flucht oder Kampf. In diesem Moment werden die Körperfunktionen optimal auf das Überleben ausgerichtet: Der Herzschlag wird schneller, das Gewebe besser mit Sauerstoff versorgt und für den Energieschub wird mehr Zucker ins Blut ausgeschüttet. Andere Körperfunktionen werden dafür hintangestellt. „Während einer solchen Stressreaktion stellt der Körper langfristige Belange wie Zellerneuerung, Selbstreparatur und die Reduzierung von Altererscheinungen zurück, denn er ist mit Wichtigerem beschäftigt. Er muss zusehen, dass wir dem Löwen entkommen. Warum sollte er Immunzellen mobilisieren, um vereinzelte Krebszellen zu eliminieren, oder sich mit Zellerneuerung aufhalten, wenn wir gleich gefressen werden?", erklärt Rankin. Im Laufe der Zeit könnten negative Gedanken, die ständig neue Stressreaktionen auslösen, sich deutlich auswirken, denn das Zellmilieu werde dabei mit Stresshormonen vergiftet. Auch die Schockstarre ist so eine alte Maßnahme, sie wird gewählt, wenn weder Flucht noch Kampf in Frage kommen. „Sich tot stellen" erfordert eine Ablösung vom Ich und der Welt, ein Verschwinden. Im „FAS"-Interview erklärt Christian Schubert:

> „Lassen Sie es mich so sagen: Wenn jemand dauerhaft Konflikte erlebt, am Arbeitsplatz, in seinen emotional wichtigen Beziehungen, wird sein Immunsystem geschwächt, und er bekommt häufiger als andere Virusinfekte, etwa auch eine Grippe. Wunden heilen schlechter, es kommt schneller zu allergischen Reaktionen. Wir gehen davon aus, dass Menschen, die dauerhaft gestresst sind und da nicht mehr rauskommen, langfristiger auch anfälliger sind für Krebs- und Autoimmunerkrankungen. Die Psychoneuroimmunologie hat bereits nachgewiesen, dass es eine direkte Verbindung zischen Stress und Krebs gibt. Wird andauernd Cortisol ausgeschüttet, kann das zu einem Wachstum von Krebszellen führen".

Lange Zeit ist es Körper und Seele schon schlecht ergangen, wenn der Krebs Zeit hatte, Wurzeln zu schlagen. Viele komplementäre (ergänzende) Krebstherapien setzen hier an. Ihr Ziel besteht darin, das Immunsystem so zu stärken, dass es sich wieder selbst gegen die vom richtigen Weg abgewichenen Zellen schützen kann. Eine solche zusätzliche Therapie in Anspruch zu nehmen, bezeichnen entsprechende Mediziner gern als Weg, sich Zeit zu kaufen. Während also das Immunsystem gestärkt wird, entsteht Zeit dafür, die eigentliche Arbeit zu machen, die Basis für die Selbstheilung zu legen. Das Spektrum reicht von ergänzenden Gaben von Zink und Selen über Misteltherapie, Sauerstoff- und Vitamin-C-Therapie oder die heftigere Fiebertherapie. Bei vielen Menschen mit Krebs ist auffällig, dass sie nur sehr selten Fieber bekommen, Fieber ist jedoch praktisch das körpereigene Instrument, um Krankheitserreger und nicht zuletzt degenerierte Zellen zu beseitigen. Die meisten dieser Therapien bezahlt die Krankenkasse allerdings nicht.

Wie genesungsrelevant sie sind, ist nur wenig erforscht. Auch diese Ansätze stellen letztlich wieder ein Ausweichen auf das außen dar. Dennoch ist ihr „Placebo-Effekt“ nicht zu unterschätzen.

Und noch einmal eine Anmerkung zu den typischen Krebsrisiken Alkohol, Rauchen und Übergewicht: Alle drei „Untugenden“ sind – wie alle Süchte – eng verknüpft mit Gefühlen von Anspannung, Unglücklichsein, Entwurzeltsein im eigenen Leben, dem Bedürfnis, der Realität, wenn auch nur kurzfristig, zu entkommen. Bleibt die Frage, ob also wirklich die Suchtmittel verantwortlich sind, oder das Gefühlsleben eines Menschen, das in medizinischen Studien praktisch nie ins Gewicht fällt. Dieser Schleier lässt sich durch rationales Schlussfolgern vergleichsweise leicht lüften.

Psychoneuroimmunologie liefert neue Erkenntnisse

Gerade für die Betrachtung von Krebs und Autoimmun-Krankheiten bringt die Disziplin der Psychoneuroimmunologie eine Reihe ganz wichtiger Anhaltspunkte. „Wenn die Psyche leidet, kann sich der seelische Schmerz in körperlicher Erkrankung niederschlagen. Die Psychoneuroimmunologie (als Teildisziplin der Psychosomatik) befasst sich mit den nervalen und biochemischen Kommunikationswegen zwischen Psyche, Gehirn und Immunsystem, die solchen Prozessen beziehungsweise Phänomenen zugrunde liegen“, schreiben Prof. Christian Schubert und Madeleine Amberger in "Was uns krank macht - Was uns heilt: Aufbruch in eine Neue Medizin. Das Zusammenspiel von Körper, Geist und Seele besser verstehen". Obwohl die Forschungsdisziplin noch recht jung sei, gehe sie doch auf die Einsichten der Ärzte der Antike zurück, die bereits wussten, dass Körper und Seele ganzheitlich zusammen gehören. Schubert erklärt, dass Gefühle wie Trauer, Einsamkeit oder Überforderung biochemische Kaskaden auslösen, die im

Gehirn beginnen, bis in die Zellen reichen und das Immunsystem schwächen.

"Der gesunde Menschenverstand, das heißt das intuitive Gefühl des Patienten für seine Befindlichkeit, wird von vielen Ärzten als irrelevant angesehen. Das hat meiner Meinung nach fatale Folgen: Genauso wie die Ärzte im Rahmen ihres Studiums vom Blick aufs Ganze abgebracht werden, bringen sie nun ihre Patienten dazu, dass diese einzig und allein auf ihre körperlichen Symptome achten. Die Psyche wird völlig vernachlässigt", kritisiert Schubert. Noch vor vierzig Jahren seien Mediziner der Meinung gewesen, dass das Immunsystem autonom, also völlig unabhängig arbeitet und nicht mit den anderen Systemen im Körper kommuniziert. „Mittlerweile weiß man aber: Das Immunsystem ist kein Einzelgänger, sondern arbeitet sozusagen in einem Team. Psyche, Gehirn und Immunsystem sind eng miteinander verknüpft, sprechen eine gemeinsame Sprache und verfolgen ein gemeinsames Ziel: Sie versuchen unseren Organismus zu schützen und gesund zu erhalten", sagt der Psychoneuroimmunologe. Um die Thesen der Psychoneuroimmunologie zu validieren, entwickelte das Team um Schubert ein ganz neues Studiendesign, die „integrativen Einzelfallstudien", die dem Ansatz „Life as it is lived" folgen. „Mit Hilfe dieses Ansatzes untersuchen wir den ganzen Menschen, wie er seinen sich ständig verändernden Alltag erlebt, welche Situationen ihn dabei emotional belasten, welche Ereignisse ihn begeistern und wie sein Organismus – insbesondere das Immunsystem – darauf reagiert. Mit anderen Worten: Wir richten unseren ganzheitlichen Fokus auf das gesamte Leben einer Person", so Schubert. Die Studienteilnehmer zeichnen über mehrere Monate zum einen alles auf, was ihnen so am Tag widerfährt, was sie gedanklich beschäftigt. Zum anderen wird zweimal täglich eine Urinprobe gesammelt. Einmal in der Woche findet ein Treffen statt, bei dem die Forscher im Gespräch anhand von Fragebögen und Tagebucheinträgen versuchen, genau die Ereignisse und Stimmungen zu rekonstruieren.

Dabei fand Schubert eine interessante Abhängigkeit der im Urin gemessenen Werte des Immunstoffwechselprodukts Neopterin und des Stresshormons Cortisol. Bei psychisch belastenden Erlebnissen sinkt demnach zwölf bis 24 Stunden nach der Erfahrung der Cortisolspiegel ab, nach 74 bis 84 Stunden steigt er an. Das Neopterin hingegen steigt kurzzeitig an, dann fällt es gegenläufig zum Cortisol ab. Den Neopterinanstieg in der Stressreaktion hielten die Forscher für die Entwicklung einer Entzündung, den stressbedingten Abfall danach als Unterdrückung des Immunsystems. Bei positiven Erfahrungen verlief den Wissenschaftlern zufolge die Reaktion von Neopterin und Cortisol genau umgekehrt ab, sie erwies sich als immunabwehrstärkend. Aus Schuberts Sicht macht es bei den Abläufen im Körper praktisch keinen Unterschied, ob das Immunsystem auf Keime und Viren oder auf Stressoren reagiert, es führt immer zu einer entzündlichen Abwehrhaltung als Schutzmechanismus. „Langfristig ist eine Entzündung für den Organismus jedoch gefährlich, da sie körpereigene Zellen schädigt und paradoxerweise jene Faktoren des Immunsystems dezimiert, die uns vor Infektionen schützen", erklärt Christian Schubert. Ein hoher Cortisolspiegel, der die Entzündungsreaktion zurückfahren soll, macht auf Dauer Immunzellen und T-Zellen „handlungsunfähig", die für die Krankheitsabwehr wichtig sind: Das begünstigt Krebs.

Kapitel 2 –

Die Seele sagt „Keine Lust mehr" und der Körper gehorcht

Als unseres Lebens Mitte ich erklommen,
Befand ich mich in einem dunklen Wald,
Da ich vom rechten Wege abgekommen.
Wie schwer ist's, zu beschreiben die Gestalt
Der dichten, wilden dornigen Waldeshallen
Die, denk ich dran, erneuern der Furcht Gewalt!

Dante Alighieri: „La Divina Commedia" (um 1310 unserer Zeitrechnung)

Wenn wir dafür offen sein können und uns trauen, den Krebs als einen Hinweis und ein Symptom zu sehen, haben wir die Karten in unserer Hand – auch wenn das vielleicht zunächst beängstigend ist. Krebs kann ein Wegweiser dafür sein, dass man sich auf seinem Lebensweg verirrt hat. In der Regel geht einer solchen Erkrankung eine lange Zeit der Erschöpfung voraus. Verluste durch Tod und Trennung, stark empfundenes Verantwortungsgefühl, aufopfernde Pflege anderer Menschen, Auseinandersetzungen in der Beziehung, durch Mobbing oder Streitigkeiten, finanzieller Überlebenskampf: Es ist meist ein Potpourrie aus Erfahrungen über mehrere Jahre hinweg, die zu einem Zustand von Ausgelaugtheit, Erschöpfung und zunehmender Freudlosigkeit führen.

„Als ich abends im Bett liege, erfasst mich Angst. Wie eine tosende Welle , die über mir zusammenschlägt . Angst, dass ihr bitteres Herzleid zu extremem Körperleid geführt haben könnte. Ich ahne an diesem Abend nicht, dass ich genau diesen Gedanken, den ich am liebsten ganz schnell wegschieben möchte, in nicht allzu ferner Zukunft würde umarmen müssen“, schreibt Miriam Pielhau. Als der Krebs bei ihr zurückkam, hatte sie gerade eine schmerzhafte Trennung vom Vater ihrer kleinen Tochter hinter sich.

Ich möchte noch einmal auf die Schuldfrage eingehen, die so leicht entsteht, wenn ein Patient die Verantwortung für seine Krankheit übernimmt. Es muss klar sein, dass es bei diesem selbstbestimmten Blick auf Krankheit nicht um Schuld geht. Schuld ist ein oft sinnloses Konzept, Verbrechen natürlich ausgenommen, mit dem sich viele Menschen ein Leben lang quälen. Solche schmerzvollen Gedanken ändern allerdings nichts an der Realität, sie machen nur das Leben ungeheuer anstrengend. Es wäre wohl absurd, die Dinge, die einem Menschen widerfahren und die Grundlage für eine Krankheit bilden, als „eigene Schuld“ zu bezeichnen. Genauso wenig lässt sich ableiten, dass es die eigene Schuld ist, nicht gesund zu werden. Es kommt völlig auf den Erfahrungshorizont eines Menschen an, ob er seine Krankheit überhaupt in dieser Weise als Chance wahrnehmen kann. Unsere Kultur lehrt uns die Idee der Selbstheilungskräfte und des Lebens im Einklang mit uns selbst nicht gerade in der Schule.

Schön wäre es, wenn dieser neue, selbstbestimmte Blick auf Krankheit entkoppelt wird von der Schuldfrage – und die Idee, auf Spurensuche zu gehen und schrittweise die Dinge aufzulösen, die zu Erschöpfung und Anstrengung beigetragen haben, von vielen Menschen als selbstverständlich betrachtet werden könnte. Die später im Detail beschriebene Überprüfung von Gedanken mit der Methode „The Work“ von Byron Katie zum Beispiel hilft dabei, sich von schmerzhaften Überzeugungen zu verabschieden und das Leben so einzurichten, dass es leichter und spielerischer wird.

Make Love, not War

Es gibt noch eine weitere massive Unstimmigkeit, über die wohl jeder an Krebs erkrankte Mensch stolpert. Wer sich mit Lektüre zu Krebs beschäftigt, wird immer wieder ad nauseam über die Formulierung stolpern, der Krebs sei zu „bekämpfen“. Das ist auch die These der meisten Mediziner. Doch wann hat Krieg schon jemals etwas gebracht? Krieg fordert Opfer, Verluste, Schmerz, Trauer.

Klassischerweise wird der Tumor als fieser Eindringling wahrgenommen, der sich in den Körper geschlichen hat, um ihn nach und nach zu zerstören. Kein Wunder also, dass es legitim ist, ihn mit den schlimmsten vorhandenen Waffen anzugreifen: Zellen werden durch die Chemotherapie vernichtet und durch Bestrahlung getötet. Die Absurdität, dass sich die Gewalt gegen den gesamten Körper richtet, wird dabei in Kauf genommen, denn die Zerstörung des Tumors hat oberste Priorität. Hier bin ich, da ist der feindliche Tumor, es gibt eine klare Zweiteilung in der Wahrnehmung. Auch Miriam Pielhau und David Servan-Schreiber betrachteten ihre Krankheit beide bis zum Ende als einen Feind, der in einem Kampf auf Leben und Tod besiegt werden muss. Servan-Schreiber war zutiefst überzeugt, dass die Ärzte mit ihrer Statistik und Prognose bei Hirntumoren recht haben. „Ich kannte die Prognosen meiner Krebserkrankung. Früher oder später würde er zurückkehren“, schreibt Servan-Schreiber. Bei Miriam Pielhau ging es bei ihrem Überlebenskampf vor allem um ihre Tochter, es war für sie undenkbar, ihr Kind im Stich zu lassen.

Ich habe bei dieser Sichtweise, die mir in absolut allem begegnete, was ich las und hörte, zunächst mitgemacht, obwohl mir dieses Denken von Anfang an falsch erschien. Meine Erfahrung ist, dass nur Frieden ein Gefühl von Heilsein bringen kann, niemals Krieg. In den ersten drei Monaten Chemotherapie gingen meine weißen Blutkörperchen über Gebühr in den Keller. Hätte ich einen Infekt bekommen, hätte ich daran sterben können. Danach bekam ich eine Thrombose im Oberarm mit unangenehmen Folgen. Und dann bin ich zum Glück wütend geworden. Ich beendete die Chemotherapie nach drei Monaten, statt noch weitere drei Monate durchzuhalten. Ich entschied mich gegen die Bestrahlung, aber dafür, Herceptin (mit weniger Nebenwirkungen) zu nehmen. Aus heutiger Sicht hätte ich mir das auch erspart. Eines Tages im Mai saß ich auf der Hollywoodschaukel im Garten. Ich musste mich entscheiden, ob ich eine Antihormontherapie machen will, die unzählige, gravierende Nebenwirkungen hat. Und da wurde mir etwas klar: Ich hatte wirklich keinerlei Lust mehr auf das Leben, das ich gelebt hatte. Absolut zweifelsfrei überhaupt nicht. Es war ein Leben der Vernunft, der Verpflichtung und Verantwortung. Ich hatte mich an eine so kurze Kette gelegt, dass mein Leben einfach gar keinen Spaß und keine Freude mehr machte. Ich wollte nicht mehr. Punkt. Dann dämmerte mir, was ich mir da gerade eingestanden hatte. Wenn ich nicht mehr (so) leben wollte, dann hatte mein Körper vielleicht einfach nur meinen Wunsch erfüllt. Treu und sorgend, wie er ist, fing er also an, sich selbst auszulöschen. Caramba!

Krebs ist genauso Teil des Körpers wie das Herz. Es ist unmöglich, dass der Körper selbst ein Feind sein kann, weil der Körper das Zuhause unseres Seins, unserer Seele ist. Es fühlt sich ungleich besser an, den Krebs als Freund zu betrachten. Ein Freund, der sieht, dass wir in die Irre gegangen sind und uns selbst schaden, und der jetzt, weil wir vorher nicht auf die Hinweise des Körpers gehört haben, zu wahrhaft drastischen Mitteln greift – in der Hoffnung, dass wir endlich verstehen. Erst Freundschaft und Liebe zum eigenen Körper und zum eigenen Selbst machen es möglich, so glücklich zu leben, dass es nicht mehr nötig ist, zu sterben. Byron Katie schreibt in

„Eintausend Namen für Freude": „Was denken Sie: Heilt ihr Körper am besten, wenn Sie angespannt und ängstlich sind und den Krebs wie einen Feind bekämpfen? Oder wenn Sie lieben, was ist, und sich über all die Punkte klar werden, in denen der Krebs Ihr Leben tatsächlich besser gemacht hat, und aus dieser ruhigen Mitte heraus Ihr Möglichstes tun, damit es Ihnen wieder bessergeht? Nichts spendet mehr Leben als innerer Frieden".

Nachsatz: Das soll kein Plädoyer gegen die Schulmedizin sein. Die Entscheidung, solche Mittel in Anspruch zu nehmen, muss aber nicht mit der Kriegsmetapher verknüpft sein. Es kann auch heißen, dass man Zeit kauft, um dann in Ruhe den Dingen auf den Grund gehen zu können. Zugleich ist es wichtig, Körper und Seele mit der Behandlung und ihren Folgen auszusöhnen.

Der Seele ein Versprechen machen

Besonders anfassbar wurde für mich das Verhältnis von Körper und Seele in Clemens Kubys Bericht darüber, wie er knapp eine Querschnittslähmung überwinden konnte. Ich möchte deshalb etwas ausführlicher darauf eingehen. Er beschreibt im Buch „Unterwegs in die nächste Dimension" in der Einleitung rückblickend und begreifend nach vielen Jahren, was ihm als 33-Jähriger widerfahren war. Nach der Gründung der Partei „Die Grünen" hatte sich Kuby zurückgezogen, denn der so idealistischen und inspirierenden Gründungsphase folgte ein Machtgerangel, bei dem unter anderem Joschka Fischer mitmischte. Kuby renovierte gerade eine Gastwirtschaft auf dem Land – eine Sackgasse für einen Visionär wie ihn, wie sich bald herausstellte – als er aus einem hoch gelegenen Fenster fiel. Er kam ins Krankenhaus und musste mehrere Monate unter Schmerzen bewegungslos in einer mechanischen Klemmvorrichtung namens Streyker liegend verharren. Gleich zu Anfang wird ihm die Diagnose „Querschnittslähmung" gestellt, das heißt Rollstuhl für immer. Die Röntgenbilder lassen daran keinen Zweifel. In dieser Zeit, in der die kleinste Bewegung einen elektroschockartigen Schmerz erzeugt, verweilt Kuby über lange Phasen in einer Art meditativem Zustand, den er als Nullpunkt bezeichnet. In dieser Zeit kommt endlich seine Seele zur Sprache, während das Ego mit seinen Zweifeln und dem „sich Abfinden mit der Realität" zeitweise ins Hintertreffen gerät:

> „Manche mögen sich an einen solchen Moment erinnern, nachdem sie nach einer Krebsdiagnose das erste Mal allein waren, oder sie sich eingestehen mussten, dass sie Aids haben oder eine andere schwere Krankheit. Richtig ernst wird es für jeden, wenn das Urteil lautet: ‚Unheilbar'! Man ist dann zwar noch am Leben, aber auf null. Wer wirklich auf null ist, jammert nicht mehr. Null ist null. Jammern ist nicht null. Ich möchte im Zustand null so lange wie möglich bleiben. Meine Seele ist jetzt voll und ganz präsent. [...] Die Seele sieht im Schmerz nicht den Schmerz, sondern das, was der Schmerz zu erzählen hat – und das ist kein Gejammer, sondern ein tiefes, wichtiges Anliegen. Wie verstehe ich dieses Anliegen? Wie höre ich, was meine Seele mir sagen will?".

Es ist diese plötzliche Erkenntnis, die solche tiefen Krisen ausmacht. Clemens Kuby formuliert das in aller Deutlichkeit:

> „Nichts kann so bleiben, wie es war. Nicht nur, weil mein altes Fachwerkhaus am Hang nicht rollstuhlgerecht umgebaut werden kann, sondern weil mein bisheriges Lebenskonzept in diese Katastrophe geführt hat. Ich trenne mich augenblicklich und vollständig von meiner Frau, ihren Kindern, dem Haus, das mit dem Alterssitz meiner Mutter verbunden ist, von der Idee, auf dem Land zu leben, von allem, was daran hängt, ohne die geringste Ahnung, wie mein Leben weitergehen kann. Der Punkt null ist in jeder Hinsicht erreicht".

Seine Seele rät ihm, nicht aufzugeben, nicht an die so eindeutige Diagnose der Ärzte zu glauben. „'Clemens, sei nicht faul. Beweg dich, alles hat seine Zeit' heißt die Losung der Seele", schreibt der Filmemacher und Autor. Dabei geht es um eine Bewegung des Bewusstseins, nicht des Körpers. Wie es auf dem Weg der Bewusstwerdung so oft der Fall ist, findet auch Kuby innere Bilder, die seine Position körperlich spürbar verdeutlichen. Darin sieht er sein bisheriges Leben und die ihm bekannte Welt als eine Art riesiges Stadion. Schließlich wird ihm klar, wenn er über das dort herrschende Bewusstseinspotential hinausgehen will, muss er einen Ort außerhalb des Stadions finden, an dem ein anderes Bewusstsein herrscht. In der Zwiesprache mit seiner Seele definiert er dann die Kriterien, die dieser Ort erfüllen müsste: ohne Straße, ohne Elektrizität, ohne Tourismus, ohne weißes Mehl und ohne Zucker. Gerade fragt er sich noch, ob es einen solchen erreichbaren Ort überhaupt auf der Welt gibt, als er überraschend einen Besucher bekommt, und das, obwohl er doch alle gebeten hatte, ihn nicht zu besuchen. Kuby erzählt dem alten Freund seine Gedanken und der erklärt spontan, einen solchen Ort zu kennen: Ladakh im Westhimalaya. Dort sei er mehrfach gewesen. Im Folgenden schmiedet Kuby einen Pakt mit seiner Seele: Er wird in dieses Land reisen und einen Film darüber drehen, wie sich das Bewusstsein der Menschen dort von dem unseren unterscheidet – ein Projekt, das seine Seele zum Jauchzen bringt. Kurze Zeit später kehrt das Gefühl in seinen Zehen zurück und innerhalb einiger Wochen werden seine Beine wieder mobil. Sein Arzt dankt Gott bei der Visite vor versammelter Mannschaft für die Heilung. „Es stand nicht in unserer Macht und unserem Wissen, dass er wieder wird laufen können“, erklärt der Chefarzt. Die Geschichte von Clemens Kuby hat mir sehr viel Mut gemacht. Sie zeigt exemplarisch, wie es möglich ist, sich mit seiner Seele zu verbünden, um eine Heilung zu erreichen. Zugleich zeigt sie auch, wie sich immer mehr Hinweise und Fügungen ergeben, sobald man den Wünschen seiner Seele zu folgen beginnt – im Falle von Kuby der Freund, der einfach so hereinplatzt und erklärt, dass diese Idee des Ortes, dessen Kriterien er definiert hatte, keine Spinnerei ist, sondern sich in der Wirklichkeit finden lässt.

Wofür lebst du?

Unter dieser Prämisse, dass die tiefen eigenen Wünsche der Seele unter unserem bewussten Verstandesleben schlummern und erreichbar sind, geht es also darum, sich auf eine Forschungsreise zu begeben.

Die deutsche Band „Klee“ hat mal ein Lied geschrieben, in dessen Refrain gefragt wird: „Wenn ich dich zwei Fragen fragen würde, wär das: Woran glaubst du und wofür lebst du?“. Wahrscheinlich würden den wenigsten Menschen über Dreißig darauf spontan authentische Antworten einfallen. Manchmal sind noch die Ideen von früher parat, doch dann stellt sich oft bei genauerem Hinsehen heraus, dass das eigene Leben herzlich wenig damit zu tun hat. Wofür lebst du? Für die Familie, die Kinder, für den Mann oder die Frau? Dafür, den oder die Richtige zu finden? Für die Arbeit, Geld, das Nötigste? Und das, woran du glaubst? Hat es wirklich mit deinem Leben zu tun? Oder sind es alte Konzepte, Denkstrukturen, die wie das selten gebrauchte Gewürz in der hintersten Ecke des Küchenregals verstauben und irgendwann nicht mehr genießbar sind?

Mit der Diagnose von Krebs und anderen schweren Krankheiten wird das ganze Leben auf den Prüfstand gestellt, und diese existenziellen Fragen gehören dazu. Doch wenn man beginnt, sich mit diesen Fragen zu beschäftigen, passiert es wohl nicht selten, dass man bei ehrlichem Hinschauen vor einer großen Ratlosigkeit und Leere steht. Wie kam man eigentlich an den Ort im Leben, an dem man sich befindet? Was ist aus den Idealen und Träumen der Jugend geworden? Kaum eine Frage ist so schwer zu beantworten wie diese: Was man wirklich mit seinem Leben machen möchte, wie man leben möchte, wirklich, ehrlich, tief in sich drin. Ohne Rücksichten auf die Kinder, auf den Partner, auf die Arbeit, auf all die Menschen, für die man sich wie von allein verbiegt.

Diese Selbsterforschung ist ein Prozess. Bei Kuby kam die Erkenntnis, was er eigentlich mit seinem Leben anfangen will, in Bildern, die schließlich in einer Beschreibung des Landes Ladakh resultieren. Lawrence LeShan erzählt in „Diagnose Krebs: Wendepunkt und Neubeginn" die Geschichte einer Frau, die beruflich äußerst erfolgreich als Vizepräsidentin eines Unternehmens arbeitete und dann an Hautkrebs erkrankte, Diagnose „unheilbar". Wie sich herausstellte, hasste sie ihren Job. Deshalb entschloss sie sich, wieder an die Uni zu gehen und etwas zu machen, das sie in einem Praktikum viele Jahre zuvor als befriedigend erlebt hatte: mit Behinderten zu arbeiten. Diese Frau wurde wieder ganz gesund.

Alles ist Spiel, nichts mehr Arbeit

Doch zurück zu den berühmten Fragen nach der eigenen Existenz. Wie wäre es mit dieser: Willst du dein Leben genauso weiterleben, wie du es bis jetzt getan hast? Nicht anhand der Außensicht geurteilt, die besagt, dass doch alles gar nicht so schlimm ist, sondern eigentlich ganz schön. Sondern die echte Frage an dich selbst, auch angesichts der Erschöpfung, die dieses Leben vielleicht verursacht hat. Willst du unter diesen Bedingungen weiter leben? Bei einer ehrlichen, ungestörten Selbstbefragung kommen die Antworten oft ganz spontan, sie hopsen praktisch aus dem Mund oder vom Stift aufs Papier. Alle Antworten sind gleichermaßen perfekt. Falls die Antwort „nein" lautet, liegen die Karten neu auf dem Tisch. Und bitte den „Aha-Effekt" dieser Erkenntnis genügend würdigen! Und jetzt: „Wie müsste es denn sein, das Leben, damit wieder Lust entsteht, es zu er-leben?". Das Bilderbuch klappt vor dir auf, die Welt öffnet sich noch einmal und immer wieder für dich, du darfst neu sein, unverbraucht, neugierig. Die Köstlichkeit des Neuen macht dich wie von allein wieder lebendig.

Die Überzeugungen, mit denen die meisten von uns schon seit ihrer Kinderzeit groß wurden, dürfen über Bord fliegen. Das Leben ist hart, kein Zuckerschlecken, das Leben ist Arbeit, alles musst du dir verdienen. Selbst in Beziehungen muss Arbeit gesteckt werden. Und wenn das Denken diese Gedanken vordiktiert, wie fühlt sich da der Körper? Schwer, dunkel, lustlos?

Was für eine schlimme Lüge! Die Luft zum Atmen ist da, der an die Straße gestellte Stuhl zum Sitzen, der Wald zum drin Wohnen, das Essen, das die anderen wegwerfen, zum Sattwerden. Ganz ehrlich: Selbst wenn alles weg wäre, Familie, Wohnung, Arbeit, es bliebe immer noch alle Möglichkeit der Welt, entspannt und glücklich zu sein. „Besitz belastet", das alte Sprichwort hat seine Berechtigung.

Wer sich an die Entdeckung dessen machen möchte, was wirklich in ihm leben will, der nehme Abstand davon, dass es mit Arbeit zu tun hat! Es geht um Eingebung, Phantasie und spielerische Erkundung des Kindes, das in jedem Menschen wohnt. Alles ist erlaubt. Ein großer Hinweisgeber ist die Natur. Egal welche Jahreszeit es gerade ist, der Weg jedes Suchenden fängt am besten draußen an. Die Harvard-Psychologin und Therapeutin Martha Beck ist der Meinung, dass tiefes Spiel und Ruhe – Rest and Play – für ein gesundes Leben essentiell sind. Zum „deep play" gehört es demnach, die Dinge, die einen tief im Innern am meisten interessieren und faszinieren, immer weiter zu üben und zu perfektionieren – so wie wir als Kinder spielerisch gelernt haben, zu krabbeln, vom Sofa auf den Sessel zu hopsen oder den Ball von der Mauer zu fangen. Ich übersetze den Begriff Wayfinder, also so etwas wie „Navigator" nicht. Sie beschreibt damit Menschen, die in unserer veränderten Welt eigene Wege finden und zum Heilwerden von Gesellschaft und Umwelt beitragen. Beck sagt:

> „Wenn ein besorgtes Mitglied einer Naturgesellschaft zum Heiler des Stammes kam, fragte der Heiler nicht, ‚wie lang hast du schon Milzbeschwerden' oder Ähnliches. Stattdessen fragte er oder sie,

wann die Person aufgehört hat, spontane Freude zu fühlen, zu singen und zu träumen. Mit anderen Worten: Wayfinder müssen herausfinden, wann der kranke, depressive oder scheiternde Patient aufgehört hat zu spielen. Jeder selbstbewusste Heiler mit Zugang zur modernen Medizin wird mit Kusshand eine Krücke oder Antibiotika für jemand mit gebrochenem Bein oder einer Infektion empfehlen. Aber für die Krankheiten der Seele und die Stress-bezogenen Krankheiten, die so viele von uns quälen, wissen die Wayfinder, dass Spielen bis zum Punkt der Verzauberung die notwendige Medizin ist".

Kapitel 3 –

Der Mensch werden, der man ist

Wie unbarmherzig weiß dieses Schiff aber auch war. Unbewegt, im blauen Meer verankert, zeigte es die Ruhe und den Hochmut eines einsamen Felsens. Sie lebe ständig an Bord, hatte man mir gesagt, das ganze Jahr über. Aber ich sah zwischen den Matrosen immer noch nicht die Gestalt einer Frau. [...] Ich wollte einen zu mir nehmen, auf mein Wohl. Doch noch während ich daran dachte, an den Pastis, kam mir eine seltsame Idee. Das Messing. Warum sollte ich nicht das Messing auf dem Schiff blankputzen? Ich verdrängte sie und dachte wieder an den Pastis. Wer nach einem Bad im Mittelmeer noch nie Lust auf einen Pastis gehabt hat, weiß nicht, was ein vormittägliches Bad im Mittelmeer ist. Und das Messing, weißt du, wie man es poliert? Wer wüsste das nicht? Nein, wer nie unter der Sonne nach dem Baden die Stärke dieses Verlangens nach Pastis gespürt hat, hat nie die Unsterblichkeit der Sterblichkeit seines Leibes empfunden.

Marguerite Duras: „Der Matrose von Gibraltar“

In „Der Matrose von Gibraltar“ erzählt Marguerite Duras die wunderbarste Geschichte eines Menschen, der aus einem vorgezeichnet erscheinenden Leben ausbricht, die ich kenne. Zufällig ist das Buch einer meiner Lieblingsromane. Es ist 1947. Der französische Protagonist arbeitet in einem Behördenjob, der alles Leben in ihm auslöscht, er ist Schreiber im Standesamt des Kolonialministeriums. Während des Krieges hatte er einen kurzen Augenblick, in dem er seinen damaligen Job genossen hatte, doch danach wird die Arbeit im Ministerium zur Qual. Seine Beziehung lebt er ebenso widerwillig wie seinen Job, auch ist seine Freundin eine Kollegin, also untrennbar mit der verhassten Arbeit verbunden. Schon lange lebt er taub neben ihr her. Jetzt sind sie also auf der Reise, in Florenz im August, während der „Hundstage". Der Asphalt brodelt vor Hitze, im Arno sterben die Fische und der Protagonist sitzt den ganzen Tag in einer Caféteria, während seine Freundin trotz Mordshitze das Stadtbesichtigungsprogramm durchzieht. Immer klarer wird in diesen Tagen, dass er nicht mehr so weitermachen kann, dass er Schluss machen muss mit der Freundin und dem Job, auch wenn er keine andere Perspektive hat. Auf der Fahrt nach Florenz hatte ein LKW-Fahrer ihm von einem Ort am Meer erzählt, durch den ein großer, eiskalter grüner Fluss namens Magra fließt, und welche Wohltat es sei, in der Hitze in diesem kalten Fluss zu schwimmen. Der Held ist fest entschlossen, an diesen Ort zu fahren, all seine Gedanken kreisen um den Fluss. Als er schließlich doch die Freundin in ein Museum begleitet, versenkt er sich in den Anblick eines Bildes mit einem Engel darauf, das er schon als Kind kannte, und Erkenntnis macht sich in ihm breit. Endlich müssen die verborgenen Gefühle heraus, endlich muss er ehrlich werden.

> „Ich konnte mir nur noch sagen: Wenn dein Bedürfnis stark ist, dann musst du eben weinen. Danach wirst du wissen, warum. Wenn du dich daran hinderst, zu weinen, heißt das, dass du nicht ehrlich bist mit dir. Du bist nie ehrlich gewesen, du musst sofort damit anfangen, ehrlich zu sein, verstanden? Das Wort kam auf mich zu als hohe erschreckende Woge, es überflutete mich. Ich konnte mich ihm nicht entziehen. Jeder hat seine eigene Art zu weinen. Der Raum erfüllte sich mit einem dumpfen Klagelaut, dem des Kalbs, das in den Stall zurückkehren will, das genug hat von der Weide und seine Mutterkuh wiedersehen will. Keine Träne drang aus meinen Augen. Aber das Blöken war dafür umso lauter. In der Stille, die unmittelbar folgte, vernahm ich, wie alle anderen, die Worte: ‚Schluss mit dem Standesamtsregister'."

Die Jahre der Selbstunterdrückung münden in einen unwillkürlichen Ausbruch, tief aus dem Inneren. Duras Beschreibung ist meisterhaft, schwer vorzustellen, dass sie nicht irgendwann einmal eine ähnliche innere Erfahrung gemacht hat. Der Protagonist erkennt, dass er tatsächlich gelitten hat, sein „Ausbruch" macht einigen Eindruck auf ihn. Doch woher kommt dieses Aufbegehren? Wir werden sehen, dass es wie in vielen anderen Geschichten auch eine innere Kraft oder Stimme gibt, die sich in der Krise zu Wort meldet, es ist so etwas wie die Essenz des tiefsten eigenen Wesens oder der eigenen Wahrhaftigkeit.

> „Wer in mir hatte sich ohne mein Wissen so gut in meine persönlichen Angelegenheiten einmischen können? Ich sage so gut, denn es mag zwar ganz leicht aussehen, eine feste Anstellung, selbst die letzte, die eines Redakteurs zweiter Klasse im Kolonialministerium aufzugeben, nun, ich wusste – erst recht nach acht Jahren –, dass, um das zu tun, Heroismus erforderlich war, nicht mehr und nicht weniger. Hundertmal hatte ich es versucht, ohne dass es je gelungen wäre. Doch wem in mir, lieber Gott, war es gelungen? Da ich es nicht herausfand, sagte ich mir, es sei besser, ich versuchte, seine ausdrücklichen Befehle genau zu befolgen, als ihn zu erkennen und damit Zeit zu verlieren. Seine Befehle waren mir genehm, und wie sehr, es war doch der mir Bestbekannte in mir, der nicht ins Amt zurückkehren würde."

Danach erklärt er der Freundin, er müsse unbedingt zur Magra. Tatsächlich fährt er dorthin, in die Nähe von La Spezia, seine Freundin folgt ihm, obwohl er sie nicht wirklich dabei haben will. In der Herberge des alten Eolo finden sie ein Zimmer. Hier hört der Protagonist wieder, wie schon vom Lastwagenfahrer, die Geschichte der reichen, schönen Amerikanerin und ihrer Yacht, die vor dem Strand ankert. Der magische Moment ist da, als er beim Sonnenbad in den Dünen, die Yacht der Amerikanerin in Sichtweite, zum ersten Mal diesen Gedanken denkt: „Das Messing. Warum sollte ich nicht das Messing auf dem Schiff blankputzen?". Von jetzt an setzt er alles daran, der Amerikanerin näherzukommen, er will mit ihr fahren. Die Freundin sieht ein, dass es zu Ende ist und reist schließlich ab. Es ist ein großer innerer Kampf, sie, die für das materiell sichere Leben steht, ziehen zu lassen. Schließlich begleitet er die schöne Amerikanerin, die in den Häfen der Welt nach einem verlorenen Geliebten sucht, auf ihrer Yacht – eine Geschichte, die ohne jede Sicherheit und ohne Versprechungen beginnt.

Wie bin ich hier gelandet?

Wie der Protagonist des Romans steht man als an Krebs oder einem anderen schweren Leiden erkrankter Mensch vielleicht an einem Punkt im Leben, an dem es so nicht mehr weitergehen kann – auch wenn es der Verstand gar nicht wahrhaben will. Doch wie ist man dort überhaupt hingekommen? Sich anzupassen an das, was das eigene Denken einem diktiert – wie man sich verhalten soll, wie man sein muss, damit man geliebt und gemocht wird – ist ein lebenslanger, unbewusster Prozess. Auf diesem Weg verlieren allerdings viele Menschen ihre wahre, innerste Persönlichkeit aus den Augen. Die mahnenden Stimmen der Eltern und Erwachsenen aus der Kindheit, die Gemeinheiten der Gleichaltrigen und Geschwister verwachsen im Über-Ich zu einer inneren Struktur, die über das Denken gebietet. Nicht höflich genug, nicht pünktlich genug, es gehört sich nicht, etwas von anderen anzunehmen, nicht schön genug. Nicht liebenswert genug, wenn sich nicht an die vermeintlichen Forderungen von außen gehalten wird. Solcherart entsteht das messerscharfe, metallische Gerüst im Inneren, das nach und nach wie ein Diktator jedes Licht auslöschen kann.

Wenn das Licht ganz aus ist, zieht der Körper seine eigenen Rückschlüsse. Zelle für Zelle beginnt er, das Leben zurückzunehmen. Das ist eine höchst ausgefeilte Form von Selbstmord, die nicht zum Täter zurück verfolgt werden kann, denn Krebs gilt als äußeres Schicksal. Der betroffene Mensch würde wahrscheinlich sogar niemals Selbstmord in Betracht ziehen und gar keinen Grund dafür sehen. Diese Art der Selbstauslöschung entspricht wohl ganz und gar einer inneren Logik, wenn unser eigentliches Wesen (das wir meist vergessen haben) nahezu vollständig unterdrückt ist. Über die Erkenntnis, dass es möglich ist, über viele Jahre an sich selbst vorbeizuleben, berichtet Miriam Pielhau in „Dr. Hoffnung“ folgendes:

> „Ich möchte Ihnen kurz von mir erzählen. Ich glaubte jahrelang, sehr nahe an mir selbst dran zu sein. Reflektiert, bewusst und meine Gefühle in all ihrer Bandbreite wahrnehmend. Erst meine Erkrankung hat mir gezeigt, dass dem nicht so war. Überhaupt nicht! Nicht nur hatte ich über die Jahre verlernt, eigene Wünsche angstfrei zu äußern, ich hatte sogar verlernt, diese überhaupt zu erspüren. Mein Kopf hat meinem Herz vorgespielt, dass ja alles genau so sei, wie ich das wollte. Tatsächlich war das Gegenteil der Fall“.

Nicht selten ist die Unterdrückung der eigenen Persönlichkeit anderen zuliebe an der Entstehung von Krebs beteiligt. Über eine an Krebs erkrankte Frau namens Mary und das Verhältnis zu ihrem Mann schreibt Lawrence LeShan: „Als dann offenkundig wurde, dass *ihre* Fähigkeiten seine bei weitem überragten, wurde ihre Dichtung für ihn zu einer Bedrohung, und er zog sich von ihr zurück. Mit der scharfen Wahrnehmung der Künstlerin begriff Mary, dass ihre frühen Ängste – entweder sie würde Dichterin *oder* sie würde geliebt – von der Realität bestätigt zu werden schienen“. Mary hörte auf, ihrer dichterischen Leidenschaft Ausdruck zu verleihen. Als die Beziehung zerbrach, verzweifelte sie vollends. Der Psychoanalytiker LeShan hatte in den fünfziger Jahren begonnen, mit von der Medizin aufgegebenen Krebspatienten nach Freud zu arbeiten, doch bald seine therapeutische Strategie verändert. Er beschreibt in seinem herausragenden Buch „Diagnose Krebs: Wendepunkt und Neubeginn“ eine Vielzahl von Fallgeschichten, deren Kern sich immer wieder stark ähnelt: Das, was die Betroffenen eigentlich am liebsten machen wollten, hatten sie sich selbst versagt. Dies geschah nicht selten, weil sie der festen Überzeugung waren, dass sie damit die Liebe ihrer Familie aufs Spiel setzen oder gar gesellschaftliche Außenseiter würden, wenn sie ihr inneres Wesen zum Ausdruck brächten. Aus Sicht dieser Betroffenen gab es keine Möglichkeit, beides zu haben:

ganz sie selbst zu sein, eine Notwendigkeit, die die Seele einfordert, und zugleich in ihrer Eigenart geliebt und gesellschaftlich akzeptiert zu werden. LeShan konstatiert, dass sich daraus eine tiefe Verzweiflung ergibt, die bei vielen Menschen mit Krebs anzutreffen ist.

Und der Therapeut muss mehrfach in seiner Laufbahn feststellen, dass manche Menschen einfach nicht überleben wollen. Er schildert die Geschichte von Harriet, einer begabten Musikerin und Komponistin. Sie stellt für ihren Mann Walter, einen bildenden Künstler, ihr Talent zurück und sorgt als Klavierlehrerin finanziell für die Familie. „Walter ist ein wunderbarer Mann, und ich liebe ihn über alles, aber als Maler ist er absolut durchschnittlich. [...] Doch seine Malerei ist so wichtig für ihn, dass er dabei bleibt und sein ganzes Leben lang Freude daran haben wird. Und ich werde *niemals* zulassen, dass ihm das genommen wird“, sagt Harriet zu LeShan. Sie ist überzeugt, dass es ihren Mann zerstören würde, wenn sie mehr Anerkennung fände, deshalb stellt sie ihr Talent „unter den Scheffel“. Obwohl es um ihr Überleben geht, wird sie ihre Haltung nicht ändern. Sie gehört zu den Patienten LeShans, die ihrer Krankheit erliegen.

Jeder Mensch, der an Krebs erkrankt, wird seine eigene Geschichte zu erzählen haben. Manchmal ist es weniger ein Verlieren des eigenen Wesens, sondern limitierende Überzeugungen, die sich in Gedanken manifestieren. Das Wort dafür lautet: Glaubenssätze. Psychologen haben schon vielfach die Macht solcher Glaubenssätze über die Lebensqualität eines Menschen nachgewiesen. „Ich kann nicht mehr“. „Ich muss immer so weiter machen“. „Ich habe keine Wahl“. „Ich muss stark sein und meine Familie versorgen, koste es, was es wolle.“ Das sind Gedanken, die einen Überdruss mit dem Leben spiegeln, wie es im Augenblick gelebt wird. Wir alle haben das Potential zu wissen, dass wir im Grunde frei sind. Wie verrückt ist es doch, dass wir die Überzeugung, etwas lasse sich nicht ändern, so bereitwillig glauben, so unwillig sind, an ein paar Schrauben zu drehen: um eine Beziehung freier zu gestalten, einer beruflichen Ausrichtung eine neue Wendung zu geben, mehr für uns selbst zu leben. Stattdessen verharren wir in der Situation und sagen: So schlimm ist das doch gar nicht, kein Grund, sich so anzustellen, im Grunde habe ich es doch wirklich gut.

Allein, der Körper macht hier nicht immer mit. Das „ich kann nicht mehr“ und das „nichts wird jemals gut, es geht immer so weiter“ machen einen tiefen Eindruck auf ihn, denn er ist das Sprachrohr, durch das die Seele mit uns spricht – vor allem, wenn wir keinen anderen Weg finden, ihr zu lauschen.

Depression und Erschöpfung als Boten

Es ist nicht ganz einfach, diesen Zustand zu erkennen. Depression und Stress sind heute so häufige Erscheinungen, dass sich kaum jemand darüber verwundert. Auch wer jahrelang erschöpft ist, keine echte Freude am Leben mehr empfindet und sich selbst abhanden gekommen ist, muss selbstverständlich nicht automatisch Krebs entwickeln.

Und doch scheint es dort, wo Krebs entstanden ist, eine Häufung zu geben von Erschöpfung und Verzweiflung. LeShan beschreibt, wie übereinstimmend sämtliche der Betroffenen von dieser Erschöpfung berichteten. „Mir kommt es so vor, als würde ich mein ganzes Leben lang versuchen, einen sehr steilen Berg zu ersteigen. Es gibt immer mal Felsvorsprünge, auf denen ich mich ausruhen, etwas Freude erleben kann. Aber ich muss immer weiter klettern, und mein Berg hat einfach keinen Gipfel, bei dem ich jemals ankommen würde“, so zitiert LeShan einen Patienten und bringt dieses Gefühl perfekt auf den Punkt. Ich hatte früher mehrfach einen Albtraum, der für mich dieses Gefühl verbildlicht, dass es einfach keinen Ausweg gibt. In dem Traum kämpfe ich gegen ein Wesen, das mich vernichten will. Ich ertränke es, ich vierteile es, ich erschieße es, ich durchbohre es mit einer Lanze, aber jedes Mal steht es kurz danach einfach wieder auf und verfolgt mich erneut. Jedes Mal bin ich kurz erleichtert und denke, ich habe es geschafft, aber gleich darauf erfasst mich eine tiefe Verzweiflung und ich muss weiterkämpfen. Gar nicht so anders fühlte sich mein Leben vor der Diagnose Krebs an. Der Mobiltelefonanbieter rechnete falsch ab und ich musste mich kümmern, in Warteschlangen hängen, meine Lebenszeit eigentlich gegen meinen Willen damit verschwenden, Briefe zu schreiben. Das machte mich so wütend! Das Finanzamt kam mit einer Forderung, mit der ich nicht gerechnet hatte. Ein Auftraggeber brach weg. All diese Sachen sind als einzelne Ereignisse harmlos. Aber obwohl ich natürlich kompetent und brav jeden Stein aus dem Weg räumte, akkumulierten sie sich irgendwann zu einem großen Berg, der immer da war, und jedes neue Ereignis legte sich darauf und machte mich immer verzweifelter. Mein Lebensgefühl wurde immer häufiger zu einem Gefühl von Ohnmacht, und diese Ohnmacht machte mich zugleich wahnsinnig wütend. Es war eine Wut, die sich nach innen richtete und in meinem Körper tobte. David Servan-Schreiber berichtet über den Stand der Stressforschung: „Man weiß, dass das Gefühl der Ohnmacht das Immunsystem schwächt und eine Entzündungsreaktion provoziert. Sie fördert das Tumorwachstum, aber auch eine Reihe anderer Krankheiten wie Herzprobleme, Bluthochdruck, Diabetes, Arthritis...“. Für mich schien es jedenfalls keinen Ausweg daraus zu geben: Schließlich kann man nicht auf eine einsame Insel ohne Telefonanbieter ziehen und man kann unsere moderne Welt mit diesem unfassbar hohen Maß an Selbstorganisation, das sie uns abfordert, einfach nicht anhalten. Oder?

Der Zusammenhang zwischen steigenden Krebserkrankungsraten und zunehmendem Alltagsstress scheint mir einen näheren Blick wert zu sein. Offenbar hat jede Zeit ihre eigenen Krankheiten. Während Ende des vorletzten und Anfang des letzten

Jahrhunderts das Krankheitsbild „Hysterie" in rauen Mengen vor allem Frauen zugeschrieben wurde – Freuds Suche nach den Ursachen führte mit zu seiner Entdeckung des Unbewussten – sind es heute Krankheiten, bei denen sich der Körper gegen sich selbst wendet. Damals war die Unterdrückung der eigenen Meinung, der (sexuellen) Leidenschaft oder des Willens Grund für Hysterie, also irrationale Gefühlseruptionen und merkwürdige Symptome, wenn man so will. Doch was steckt hinter Krebs und Autoimmunkrankheiten?

Ein Bereich, der sich in den letzten Jahrzehnten stark verändert hat, fällt dabei ins Auge: die Arbeitswelt. Bis vor kurzem haben Menschen nicht selten ein Leben lang im gleichen Job für dasselbe Unternehmen gearbeitet. Das hat sich radikal gewandelt. Die Menschen begannen, um ihre Jobs zu fürchten. Ende der Neunziger machte sich angesichts hoher Arbeitslosigkeit das Gefühl breit, man dürfe sich nicht mehr häufig krankschreiben lassen, damit der Job nicht verloren geht. Mal blaumachen, wenn man ein Päuschen braucht – vorher ganz normal – war auf einmal verpönt. Plötzlich sollten auch Lebensläufe gespickt sein mit Auslandsaufenthalten und außergewöhnlichen Anstrengungen. Unter anderem drückt sich der neue Mangel an Kontinuität in Angst aus. Diese Angst um einen potentiellen Arbeitsplatz für sich selbst, aber auch für die eigenen Kinder, der das fürs Überleben und den Lebensstandard nötige Einkommen sichert, ist eine treibende Kraft in der Art und Weise, wie wir leben und unsere Kinder erziehen, beziehungsweise antreiben. Aber indem wir uns und die Kinder unter diese Art von Existenzdruck setzen, zerstören wir den nötigen Raum für ein entspanntes Leben und eine entspannte Entwicklung, die wir alle so dringend brauchen. Zugleich entstand mit dem Aufkommen mobiler Endgeräte ein sehr viel höherer Druck, immer verfügbar zu sein. Die Arbeit sickerte tief ins Privatleben ein, die Phasen echter Ruhe wurden sehr viel seltener als früher. Diese Selbstausbeutung bleibt nicht ohne Folgen. Dazu gehört die miese Schlafstatistik der Deutschen: Gut ein Viertel der Erwachsenen hat Probleme beim Ein- und Durchschlafen, fand das Robert-Koch-Institut schon 2015 heraus. Jeder kennt das Hausmittel des „sich gesund Schlafens“; für das Immunsystem ist jedoch auch in gesunden Zeiten eine gute Nachtruhe wichtig. Das soll kein Anlass zur Panik sein, aber ein Anlass zum Nachdenken darüber, was einem denn so die Ruhe gestohlen hat. Ganz typisch ist wohl das Grübeln über all die Dinge, die am nächsten Tag und überhaupt noch zu tun sind, oder Sorgen ganz allgemein.

Dieses erschöpfte Gefühl jedenfalls, dass es immer so weiter geht, und man aber eigentlich gar keine Kraft mehr hat, ist ganz typisch für Menschen, die an Krebs erkranken. Natürlich ist das alles eine große Illusion. Wahrscheinlich sind nur einige Veränderungen nötig, um dieses Gefühl zu verwandeln. Aber man lebt so vollständig in dieser Illusion, die das eigene Leben ist, dass es wie ein geschlossenes Konzept erscheint – das sich auch nicht einfach hinterfragen lässt, ohne dass alles zusammenbricht. Ich reite etwas auf diesem Punkt herum, weil er einer der Schlüssel zum Gesundwerden ist. Erschöpfung und Verzweiflung sind die Mahnzeichen. Wenn man realisiert, dass sie das Grundgefühl unter dem eigenen Alltag sind, muss im Grunde sofort gehandelt werden, einerlei, ob schon eine Erkrankung da ist oder nicht. Diese Gefühle bedeuten, dass die Seele einfach keine Lust mehr hat, so weiterzumachen. Die Erfahrung vieler Menschen zeigt: Wenn das nicht respektiert wird, besteht zumindest die Gefahr, dass die Seele irgendwann den nächsten Schritt geht und sich über den Körper mit mehr als zum Beispiel nur Rückenschmerzen ausdrückt.

Doch wie lässt sich dieser Teufelskreis der Erschöpfung durchbrechen? „Die Lösung liegt darin, mehr und mehr der Mensch zu werden, der Sie sind“, sagt Lawrence LeShan. Nachdem er mit der Psychoanalyse bei seinen Patienten nicht recht weiter gekommen war, entwickelte er gemeinsam mit ihnen eine andere Herangehensweise. Diese bestand kurz gesagt darin, sich zu fragen, was man eigentlich am liebsten machen würde. Dabei ist es ungeheuer ermutigend zu hören, dass viele dieser Menschen, deren Krebs nach Ansicht der Medizin nicht heilbar war, wieder gesund geworden sind. Doch der Ansatz von LeShan geht noch weiter. Neben der Entdeckung der eigentlichen Wünsche verordnete er seinen Patienten zwei weitere Dinge: Vergebung von altem Groll und die Übernahme einer sozialen Verantwortung.

Abhängigkeiten und Verantwortung hinterfragen

In dem, wie wir Beziehungen wahrnehmen und leben, liegen ebenfalls viele Hinweise auf die Punkte, an denen wir uns das Leben über Gebühr schwermachen. Überverantwortlichkeit ist beispielsweise so ein Phänomen, das langfristig zu Erschöpfung führt. Wenn in der Beziehung zum Partner, zu den Eltern oder den Kindern mehr Verantwortung übernommen wird als nötig, bedeutet das nicht nur, dass wir mehr Kraft und Energie verbrauchen. Es bedeutet auch, dass wir das Leben einer anderen Person leben. Und wer lebt derweil unser Leben? Wir vernachlässigen uns selbst auf Kosten anderer und geben damit vor allem unseren Kindern überhaupt kein gutes Beispiel. Insbesondere viele Frauen sind mit Werten aufgewachsen, die verlangen, sich selbst an die letzte Stelle zu setzen und die Familie davor. Alle Forderungen, die sie stellen könnten, um genug Raum für sich selbst abzubekommen, fühlen sich dann grundsätzlich egoistisch an. Dieser Begriff ist für viele Menschen extrem negativ besetzt, wer möchte schon als egoistisch wahrgenommen werden? Wenn diese Menschen sich notgedrungen nehmen, was sie brauchen, bezahlen sie mit Schuldgefühlen. Hier lohnt es sich, selbstgesetzte Grenzen und Konzepte auszutarieren.

„Ich habe außerdem herausgefunden, dass Krebs eine Krankheit ist, die auf einem Nährboden aus Gefühlen wie Ohnmacht, Verbitterung und zu wenig Selbstliebe entstehen kann.

Trifft das vielleicht auch bei Johanna zu? Gibt es dunkle Ecken, die sie ausleuchten könnte, um seelisch wieder heil zu werden? Und damit auch ihrer körperlichen Heilung auf die Sprünge helfen könnte?", fragt Miriam Pielhau in „Dr. Hoffnung". Sich zu viel Verantwortung aufzubürden und nicht in der Lage zu sein, Unterstützung von anderen zu erbitten und anzunehmen, findet sich auch bei ihr als wichtige Erkenntnis: „Wir sprechen über unsere Stärken (immer stark sein zum Beispiel, vor allem für andere) und über die ungeliebten Schwächen (nämlich auch das sein zu dürfen – schwach –, selbst wenn wir uns das eigentlich nicht zugestehen)".

Die andere Seite der Medaille „Überverantwortlichkeit" heißt „Kontrolle". Gerade in Beziehungen bedeutet die Übernahme von mehr Verantwortung als unbedingt nötig ziemlich direkt, dass die anderen abhängig werden und damit automatisch Kontrolle entsteht: Das drückt sich unter anderem aus im „Betüddeln" der anderen, im ständigen Mitdenken für andere, damit diese die Konsequenzen von Versäumnissen nicht spüren müssen, der Übernahme der finanziellen Verantwortung in der Familie, weil der Partner es vermeintlich nicht schafft, seinen Teil zu leisten, und auch darin, die anderen immer lecker zu bekochen und alles in der Küche selbst zu machen. Um sich der Liebe des Partners oder der Kinder sicher zu fühlen, werden bestimmte Rituale einzementiert. Dabei wird übersehen, dass jede zementierte Beziehung über kurz oder lang eine unlebendige Beziehung ist.

Viele Menschen haben eine tiefe Sehnsucht nach Kontrolle über ihre Lieben und über ihr Leben, sie möchten das Gefühl haben, dass sie am Ruder stehen und ihr Schiff lenken. Dahinter steht immer eine bodenlose Angst, geliebte Menschen sonst zu verlieren – oder aber mit neuen, ungewohnten Situationen und Konstellationen konfrontiert zu werden. Doch ist natürlich diese „gefühlte", fingierte Kontrolle nichts Reales. Byron Katie beschreibt das in „Eintausend Namen für Freude" sehr passend: „[…] die Sonne geht morgens auf, ob wir wollen oder nicht, der Toaster geht kaputt, ein anderer Fahrer schneidet uns auf dem Weg zur Arbeit. Wir hatten niemals die Kontrolle. Wir haben die Illusion von Kontrolle, solange alles so läuft, wie es unserer Ansicht nach laufen sollte." Vor allem aber kostet Kontrolle sehr viel Kraft. Sie macht den Versuch, etwas festzuhalten oder zu steuern, das sich eben nicht wirklich festhalten und steuern lässt. Dazu gehört auch das Gefühl, immer kämpfen zu müssen, immer auch noch das Letzte, alles von sich geben zu müssen. Dies einzusehen und zu verstehen, ist ein ganz entscheidender Schritt, wenn man sich zu sich selbst bekennen und angstfrei leben will. Für mich als totalen Verantwortungsjunkie begann das enge Metallgerüst meines Seins zu schmelzen und ich erlebte ein großes Gefühl von Erleichterung, als ich Deepak Chopras Satz las: „Stören Sie den Fluss des Lebens nicht". Der kanadische Arzt mit indischen Wurzeln schreibt in seinem Buch „Heilung" (im Original: „Reinventing the Body, Resurrecting the Soul") in einem bedeutsamen Abschnitt:

> „Eine tiefgründige buddhistische Lehre spricht von einem großen Fluss, der jedwede Wirklichkeit durchströmt. Sobald Sie zu sich selbst gefunden haben, besteht kein Grund mehr, zu handeln. Denn der Fluss erfasst Sie und trägt Sie von da an für immer mit sich. Mit anderen Worten: Eine von der persönlichen Ebene ausgehende Anstrengung – jene Art von Anstrengung, die wir alle gewöhnlich im Alltag unternehmen – wird von einem bestimmten Punkt an gegenstandslos. Das schließt geistige Anstrengung mit ein. Sobald sie selbstgewahr sind, ist für Sie klar, dass der Lebensfluss weder der Analyse noch der Kontrolle bedarf: Er ist nichts anderes als Sie. […] Den Lauf des Flusses zu beeinflussen und zu verändern ist nicht Ihre Aufgabe. Also können und dürfen Sie sich einfach an der Flussfahrt erfreuen und den Ausblick auf die Landschaft genießen.

Die Verantwortung für die Dinge aufzugeben, für die Sie gar nicht verantwortlich sind, bedeutet zugleich: Sie machen sich von dem Drang frei, Kontrolle auszuüben, sich zu rechtfertigen und zu verteidigen, sich zu schützen und sich gegen Risiken abzusichern. Im gleichen Maß, in dem sie sich von diesem Drang lösen können, werden Sie den Lauf der Dinge, ihren freien Fluss, nicht mehr stören. In dem Maß, in dem sie anhaften, wird das Leben Ihnen unentwegt neue Dinge aufbürden, die es zu kontrollieren gilt und gegen die sie sich verteidigen müssen. Überall werden Risiken lauern. Das bedeutet nicht, dass das Schicksal sich gegen Sie stellt, sondern Sie sehen lediglich die Spiegelbilder Ihrer tiefsten Überzeugungen, während das Bewusstsein jenes Drama entfaltet, dessen Umrisse Sie zuvor im Geist skizziert haben".

Nun ist das berühmte „Loslassen" unfassbar einfach dahingesagt und superschwer gemacht. Wie bei fast allen Dingen handelt es sich auch hier um einen Prozess. Zunächst geht es allerdings darum, dieses Konzept des Lebensflusses, das der vorherrschenden Lebensstrategie in unseren „zivilisierten" Industriegesellschaften kontradiktorisch gegenüber steht, auf uns einwirken zu lassen.

Wir sind fast alle mit Durchhalteparolen aufgewachsen. Man muss eine Sache bis zu Ende machen, basta! Keine halben Sachen! Man muss sich auch mal durchbeißen. Der Erfolg wird nicht auf einem silbernen Tablett serviert. Ob es die Schule ist, die Ausbildung, die Uni oder der Job, immer muss man Durststrecken durchstehen, dranbleiben, ja nicht schlapp machen. Vor allem aber: Man muss wissen, was man will. Diese brachiale, kampforientierte Herangehensweise gilt sehr vielen Menschen als der einzig ehrenvolle Weg. Und es verwundert ja auch nicht, dass an diesem Denken so massiv festgehalten wird, es so kraftvoll verteidigt wird: Jeder, der durchgehalten hat, hat einen Preis dafür gezahlt. Dass dieser Preis sinnlos gewesen sein soll, würde alles in Frage stellen – das möchte niemand. Es geht hier wohlgemerkt nicht darum, etwas intensiv zu üben oder weiterzuverfolgen, das einen Menschen tief interessiert. Es geht um Situationen, in denen klar ist, dass man sich unglücklich, überfordert oder sinnlos mit dem fühlt, was man macht, Verantwortungsgefühl und gesellschaftlicher Druck aber dazu führen, dass man dabei bleibt. Sehr beliebt ist auch die Argumentation: Ich habe das jetzt schon zwei Jahre gemacht und muss nur noch ein Jahr durchhalten, um mein Ziel zu erreichen. Wenn ich jetzt aufgebe, waren die zwei Jahre verschwendet. Damit tricksen sich Menschen selbst aus, denn was zwei Jahre falsch ist, kann perspektivisch in der Regel nicht das Richtige sein.

Dass es einen anderen Weg gibt, der sich sanft und friedvoll anfühlt, erlebt man erst dann, wenn man auf seine Seele zurückgreift und sich auf sie verlässt. Intuition und Inspiration sind die Kräfte, die jedem Menschen zur Verfügung stehen, wenn man sie nicht übersieht und verschmäht. Wer herausfindet, was sich tief in ihm richtig anfühlt, kann sich darauf verlassen, dass sich der Weg zum Ziel praktisch von allein vor ihm ausbreitet. Immer wieder gibt es Hinweise und Schlüssel, die sich wie durch Zauberhand darbieten. Diese Art von Reise kommt der Idee vom „Fluss des Lebens", der einen trägt und versorgt, schon sehr nahe. Zugleich sind dieses Vertrauen und die Bereitschaft, sich darauf zu verlassen, dass alles gut wird und man seinen eigenen Weg finden wird, das ganz konsequente Zusammenspiel mit der Seele. „Natürlich gibt es weder eine Garantie noch eine Krankenversicherung für die Aktivierung der Selbstheilungskräfte, aber es gibt einen Weg dahin. Es ist der Weg zur eigenen Seele, der Ort, wo jede Krankheit und jede Heilung beginnt", schreibt Clemens Kuby.

Angst, Schuldgefühle und Scham stehen hingegen dem unverfälschten Selbstausdruck, guten Beziehungen und guten Voraussetzungen für die Selbstheilungskräfte entgegen. Lissa Rankin berichtet in "Mind over Medicine" über die Erkenntnisse von René Brown, Professorin an der University of Houston und Autorin:

> „Sie empfiehlt, stattdessen den Mut zu Verwundbarkeit und Authentizität aufzubringen, mitfühlend mit uns selbst zu sein, uns von unserem Perfektionismus zu verabschieden und, wie sie es nennt ‚aus vollem Herzen zu leben'. Das Leben der Menschen,

denen dies gelingt, so fand Brown durch ihre Forschungen zum Thema Scham, Angst und Verletzlichkeit heraus, ist reich an Wertschätzung, Ruhe, Spiel, Vertrauen, Glauben, Intuition, Hoffnung, Authentizität, Liebe, Zugehörigkeit, Freude, Dankbarkeit und Kreativität. Perfektionismus, Betäubung, Gewissheit, Erschöpfung, Selbstgenügsamkeit, Coolness, Angepasstheit, Bewertungen und Mangel hingegen meiden sie".

Geld oder Leben

Ich komme noch einmal auf die These vom Krebs als große Chance zurück, sein Leben entspannter und glücklicher zu machen. Denn die gute Nachricht vom Krebs lautet: Es geht um Leben oder Tod. Wer Krebs hat, läuft Gefahr zu sterben. Aber nicht erschrecken! Hier lässt sich ein großer Zipfel Freiheit erwischen, denn der Tod gibt jedem Erkrankten ein neues Verhandlungsmoment in die Hand. Wenn ich jetzt nicht das tue, was meine innere Stimme mir sagt, dann muss ich vielleicht sterben! Möglicherweise hilft auch die Chemo und weitermachen wie bisher, nur ein bisschen vorsichtiger – wer kann das schon wissen? Aber hier hat „der Kranke" das wohl beste aller „Totschlagsargumente" in der Hand, mit dem sich endlich der gesunde, oft so verpönte Egoismus durchsetzen darf. Ich darf nicht mehr jeden Sonntag mit meinem Mann Golf spielen gehen, wenn ich dazu zum Verrecken keine Lust habe. Ich darf nicht von morgens bis abends hinter den Kindern herräumen und mir Sorgen um sie machen. Ich darf keine Arbeit machen, die jede Freude und Energie in mir abtötet. Yippieh!

Die Ängste um Leib und Leben, um die Familie, um die berufliche Existenz, die Angst davor, von nun an immer mit Angst leben zu müssen: Sie verhindern anfänglich vielleicht den Blick auf das Neue, auf die Chance, die Menschen mit Krebsdiagnose ungefragt in die Hand gedrückt bekommen haben. Gläubigen Menschen hilft vielleicht ihr Gottvertrauen. Doch für alle gibt es die Möglichkeit, ein neues Vertrauen aufzubauen. Dieses Vertrauen fußt auf einem Versprechen, das man sich selbst gibt, und der Stärke, die daraus erwächst, dass man zu sich steht. Ein tolles Gefühl!

„[…] Wenn wir mit dem Herzen fühlen, unsere Widerstandskraft gegen Scham erhöhen, über andere keine Urteile mehr fällen, uns in der Kunst der Vergebung üben, unseren authentischen Selbstausdruck pflegen und unsere Seele offen zeigen, geben wir unserem Geist die Möglichkeit, seine Wunder zu wirken und den Körper in seinen natürlichen Selbstreparaturmodus zu versetzen", schreibt Rankin.

Sich die Zeit nehmen

Hier ein Heilungsweg-Szenario für das Beispiel Brustkrebs: Ungefähr ein Jahr ist aus dem Rennen, wer sich nach der Operation für eine Chemotherapie, anschließende Bestrahlung und dann drei Wochen Reha-Kur entscheidet. In dieser Zeit wird Krankengeld gezahlt, das zwischen 70 und 90 Prozent des eigentlichen Verdienstes beträgt, auch bei Selbständigen springt in der Regel die Krankenkasse ein, allerdings erst nach den ersten sechs Wochen – die bezahlt bei Angestellten der Arbeitgeber. Konkretes muss natürlich im Einzelfall zunächst recherchiert werden. Gezahlt wird das Krankengeld, solange der zuständige Arzt weiter krankschreibt. Ob nun mehr als hunderttausend Euro für die schulmedizinische Behandlung bezahlt werden oder die Patientin, der Patient sich für einen eigenen Weg entscheidet: Dieses Jahr der Erholung von einer schweren Krankheit sollte jedem zustehen. Damit stünde ein längerer Freiraum zur Verfügung, der der Heilung und Neuorientierung dienen darf. Bei allen Erwägungen hinsichtlich der beruflichen und finanziellen Zukunft gilt: Wenn man tot ist, spielt die Karriere keine Rolle mehr. Geld und Besitz entscheiden nicht darüber, ob man glücklich lebt.

Auch Menschen, die die schulmedizinische Behandlung schon hinter sich haben, aber nicht entspannt sind, was ihre Gesundheit angeht, könnten sich Zeit nehmen – vielleicht durch das Zurückfahren der Arbeitsstunden. Loslegen kann man jederzeit.

Es gilt, aufzuräumen, hinzuschauen und neu zu werden. Einiges Handwerkszeug, mit dem sich wohlgemut und ungeheuer effektiv hantieren lässt, wird in den nächsten Kapiteln vorgestellt. Grundsätzlich gilt jedoch: Alles, was einem an Anregungen zugetragen wird, kann als Wegweiser dienen. Eine Freundin kennt eine Heilmasseurin? An der Wand klebt ein Plakat, das auf einen Vortrag über Selbstheilungskräfte hinweist? Jeder Hinweis zählt, um auf neuen Pfaden entlangzuschlendern.

Eigentlich ist es erschreckend einfach. Es reicht, darum zu bitten und ein bisschen Bereitschaft aufzubringen, dass unsere Seele und das Universum den Weg für uns ebnen, auf dem wir dann leichtfüßiger entlanggehen können. Wie sich mit „The Work" immer wieder zeigt, ist die Realität genauso wie sie ist, man kann sich aber die Variante aussuchen, wie man sie erlebt: Indem man das Schlimmste befürchtet und sich schlecht fühlt – oder indem man auf Heilung und Entwicklung zum Glücklichsein vertraut und sich gut fühlt.

Kapitel 4 –

Der Schlüssel liegt in dir

> „Während er Fourniers fließenden, feinen Celloklängen lauschte, dachte Hoshino an seine Kindheit. An die Zeit, in der er jeden Tag zum Fluss gelaufen war, um Schmerlen zu fangen. Damals brauchte er über nichts nachzudenken. Es genügte, wenn er einfach lebte. Solange er am Leben war, war er etwas. Es hatte sich ganz natürlich so ergeben. Doch mittlerweile war das nicht mehr so. Durch das Leben war er zu einem Nichts geworden. Es war schon eine komische Sache. Ein Mensch musste doch, um zu leben, geboren werden? Oder etwa nicht? Dennoch verlor er, je länger er lebte, immer mehr von seinem Inhalt. Und vielleicht würde er im Laufe seines Lebens zunehmend zu einem überflüssigen, leeren Menschen werden. Da stimmte doch etwas nicht. Das durfte es doch nicht geben. Ob er den Lauf der Dinge irgendwie ändern konnte?"
>
> Haruki Murakami: „Kafka am Strand"

Alles, was ein Mensch braucht, um zufrieden und gesund zu leben, liegt in ihm selbst. Dieses Wissen vermittelt sich zwar letztlich über den Geist, der es in Worte fasst. Doch die Antworten und Erkenntnisse kommen selten über den Verstand und die Denkspiralen, in denen sich die meisten Menschen tummeln. Das macht es besonders für diejenigen schwieriger, die überzeugt sind, dass Rationalität die wichtigste und verlässlichste Richtschnur ist.

In „Eat, Pray, Love", schreibt Elizabeth Gilbert über eine Erfahrung, die sie gemacht hat, als sie extrem hoffnungslos und verzweifelt war. Sie befand sich in einer Ehe, die scheinbar glücklich war. Gerade hatte das beruflich und gesellschaftlich erfolgreiche Paar ein Haus gekauft und beschlossen, jetzt ein Kind bekommen zu wollen. Parallel dazu bildete sich in ihr immer stärker eine Überzeugung heraus. „Ich will nicht mehr verheiratet sein. Am helllichten Tag wies ich diese Vorstellung zurück, nachts aber verzehrte sie mich. Was für eine Katastrophe“, schreibt die Autorin. Diese Wahrnehmung stand in eklatantem Gegensatz zu allem, was von Freunden und Familie als richtig bewertet wurde.

Diese Art von Zwickmühle ist sehr verbreitet. Im Endeffekt läuft sie immer darauf hinaus, dass die Seele auf etwas hinweist oder eindringlich etwas wünscht, man sich aber dagegen entscheidet: zum Beispiel aus Angst, einen geliebten Menschen zu verlieren oder auch aus Angst vor materiellem Niedergang. Wer dieses innere Wissen übergeht, leidet. „Nicht leicht wird jemand deshalb als unglückselig erachtet, weil er sich nicht um das kümmert, was in der Seele des anderen vorgeht. Die Menschen aber, die nicht auf die Bewegungen der eigenen Seele achten, müssen unweigerlich unglücklich sein“, wusste schon der römische Kaiser und Philosoph Marc Aurel, um etwa 160 unserer Zeitrechnung.

Eine solche Person ist sich selbst gegenüber nicht integer. Doch zurück zu Elizabeth Gilbert. Eines Nachts sitzt sie vollkommen verzweifelt auf dem Badezimmerboden und beginnt zu beten:

> „Und so verengte sich das Gebet auf diese schlichte Bitte – bitte sag mir, was ich tun soll –, die ich unablässig wiederholte. Ich weiß nicht mehr, wie viele Male ich so drängte. Ich weiß nur, dass ich insistierte, wie jemand, der um sein Leben bettelt. Und die Heulerei nahm kein Ende. Bis sie – ganz plötzlich – aufhörte. Ganz plötzlich merkte ich, dass ich nicht mehr weinte. Ich hatte tatsächlich mitten in einem Schluchzer aufgehört. Mein Elend war restlos aus mir herausgesaugt worden. Ich löste die Stirn vom Bo-

den, setzte mich überrascht auf und fragte mich, ob ich jetzt das mächtige Wesen zu Gesicht bekäme, das meine Tränen getrocknet hatte. Aber da war niemand. Ich war einfach nur allein. Um mich herum war etwas, was ich nur als kleine Blase der Stille beschreiben kann. [...] Ich war ganz ruhig. Ich weiß nicht, ob ich überhaupt schon einmal so ruhig gewesen bin. Dann hörte ich eine Stimme. [...] Es war nur meine eigene Stimme, die aus meinem tiefsten Innern sprach. Aber so hatte ich meine Stimme noch nie gehört. Es war meine Stimme, aber sie klang absolut weise, gelassen und sehr mitfühlend. [...] Die Stimme sagte: Geh wieder ins Bett, Liz. Ich atmete aus. Es war so unmittelbar einleuchtend, es war das Einzige, was ich tun konnte. Eine andere Antwort hätte ich nicht akzeptiert".

Ganz ähnlich beschreibt es Clemens Kuby nach seinem Unfall: „Ich vernehme eine Stimme in mir, die sagt: ‚Bleib ganz ruhig. Nur keine Panik.' Wenn mich nicht alles täuscht, spricht da meine Seele. Mit wem aber redet sie? Mit sich selbst? Nein, es scheint so, als rede sie mich von außerhalb an". Auch der Held aus „Der Matrose von Gibraltar" hat diese Stimme, die Stimme dieses „Bestbekannten im mir" vernommen. Diese Art von Erfahrung ist gar nicht so selten, die Kunst besteht nur darin, die Stimme zu hören und zu achten! Jenseits von Religiosität oder Spiritualität geht es schlicht um die Idee, dass es neben dem Verstand weitere Ebenen des Wissens und der inneren Weisheit gibt.

Außer dieser direkten Kommunikation der Seele gibt es eine ganz wichtige weitere Form der Verständigung. Viele Antworten weiß der Körper. Besonders Menschen, die sehr im Denken verhaftet sind, wissen damit erst einmal nicht viel anzufangen. Doch diese Diskrepanz lässt sich leicht überbrücken. Focusing ist eine der Methoden, mit denen sich eine Verbindung zum Körper erleben lässt. Woher die Antworten kommen, die in der Zwiesprache mit dem Körper entstehen? Sicher ist nur: Es sind andere, oft bildhaftere und für die persönliche (Wieder)-Entdeckung hilfreichere Antworten als die, die der Kopf gibt.

Die Therapeutin Maria Sanchez erklärt diesen Zusammenhang in ihrem Buch „Der innere Weg“, in dem es darum geht, zu erforschen, welche Erfahrungen und Glaubenssätze hinter der Esssucht (und anderen Süchten) stehen, um diese liebevoll aufzulösen. Sie weist darauf hin, dass bei der Arbeit mit Glaubenssätzen der Körper nicht außen vor bleiben darf:

> „Denn unser Körper ist auch der Körper unserer Lebensanschauung. In ihm sind Botschaften aus unserer Biografie gespeichert, die unser Kopf allein nicht entziffern kann oder aus unserer Lebensgeschichte verdrängen musste, da sie für uns zu schmerzhaft waren. Es ist unser Körper, der als wissender Erfahrungszeuge von Anbeginn unseres Lebens überall dabei war. In ihm sind die Erinnerungen gespeichert, zu denen unser Verstand oft keinen ausreichenden Zugang hat. Die Glaubenssatzbrille, die sich in Kindertagen in uns gebildet hat und durch die wir seither die Welt sehen, hat einen großen unbewussten Einfluss auf unser Leben. Wir glauben, es sei so, wie diese Brille es uns filtert. Dies geschieht so lange, bis wir die Glaubenssätze aufdecken und mental und körperlich mit ihnen zu arbeiten beginnen“.

Die gute Nachricht ist, dass es wirklich eine Menge Methoden und Ansätze gibt, wie man seinem Innersten auf die Spur kommen kann.

Eine wichtige Grundlage ist dabei, die innere Stille wahrzunehmen. Mein persönliches Rezept dafür geht so: Ich setze mich hin, gern im Park, an einem Bach, Fluss oder See, oder zu Hause auf meine Matte vorm Fenster. Es muss kein Schneidersitz sein, gut ist, wenn es sich einigermaßen bequem sitzt. Dann schließe ich die Augen und konzentriere mich auf die Geräusche um mich herum. Das Hupen von Autos, die Stimmen der Menschen in der Nähe, das Zwitschern von Vögeln. In Räumen ist das Rauschen der Heizung äußerst meditativ. Ich höre, wie der Wind in den Blättern raschelt, ein Flugzeug fliegt, ein Hund bellt. Alle meine Sinne sind auf das Horchen ausgerichtet, jenseits von Gedanken. Dann fühle ich, wie die Sonne auf meinen Körper scheint, oder ein Luftzug mich streift. Wie sich mein Körper anfühlt, während ich hier sitze. Ich achte hin und wieder auf meinen Atem, wie er sanft die Nase verlässt und sanft neue Luft von ihr eingesogen wird. Dazwischen trudeln Gedanken durch meinen Kopf, die mich aufschrecken und mir suggerieren, dass ich für diese Meditation jetzt echt keine Zeit habe oder mich dringend um etwas kümmern muss. Sobald ich das realisiere, kehre ich zum Horchen zurück. Irgendwann schaue ich auf das Innere meiner Augenlider, schaue Augenkino, sehe Farben und Strukturen, ein Miniblinzeln macht neue Formen, ich sehe genau hin. Häufig spüre ich dann eine große Energie, die in mir aufsteigt, eine große Kraft.

In solchen Momenten der Meditation oder Andacht lässt sich auch erspüren, dass wir nicht getrennt sind von der Welt um uns herum, sondern dass wir ebenso ein Teil davon sind wie ein Baum, ein Schmetterling, die Erde zu unseren Füßen. Draußen zu sein, und wenn auch nur in einem Park oder auf dem Balkon, ist ein mächtiges Mittel auf der Reise nach innen. „Von der Natur lernen, heißt die gefühlsbestimmten ‚intuitiven' Möglichkeiten der Erkenntnis nutzen und anzuerkennen, dass letztlich sie es sind, die uns mit anderen Menschen, aber auch mit Pflanzen, Tieren, mit dem Wind, dem Himmel und den Flüssen verbinden", schrieb der Ökotherapeut Wolfgang Schmidbauer bereits 1982 in seinem Buch „Im Körper zuhause".

Wer krank geworden ist, der findet nicht nur die Nähe zu sich selbst in der Natur wieder. Die Natur ist nicht nur im übertragenen Sinne essentiell auf dem Weg zur Gesundung. Der Biologe und Autor Clemens G. Arvay trägt in seinem Buch "Der Biophilia-Effekt. Heilung aus dem Wald" wissenschaftliche Fakten zusammen, die ganz klar die heilende Wirkung des Waldes auf den menschlichen Organismus nachweisen. Unsere Distanz zur Natur lässt sich angesichts unserer Menschheitsgeschichte, in der wir aus der Natur kamen, nur als Tragödie lesen. „Der menschliche Körper ist auf die Natur angewiesen und arbeitet seit Beginn unserer Spezies in enger Wechselwirkung mit ihr. Wir sind also nicht nur ein Teil der Natur, die Natur ist auch ein Teil von uns“, sagt Arvay. Allein auf einen Baum zu schauen, einen Fluss, das Meer oder die Berge, verleiht uns Substanz. „Sich in der Natur aufzuhalten, führt im Gegensatz zum hektischen Alltag oft in den Entspannungsmodus. Die Natur ist ein immens wirkungsvolles Mittel, um Abstand von stressauslösenden Situationen zu gewinnen“, schreibt Arvay in seinem Buch. Mit der Waldluft wird eine Mischung unterschiedlicher bioaktiver Substanzen eingeatmet, die von den Pflanzen an die Luft abgegeben werden. Dazu gehören Terpene, die sich positiv auf das Immunsystem auswirken. Der Forschung zufolge reicht es schon, einen Tag im Wald zu verbringen, um die Anzahl der körpereigenen Killerzellen, die in der Krankheitsabwehr so wichtig sind, um 40 Prozent zu erhöhen. Auch regelmäßige Spaziergänge im Wald haben eine große Wirkung, die mehrere Tage anhält. „Der Mensch stammt aus der Natur, wir sind Naturwesen, haben eine lange Geschichte mit der Natur und reagieren einfach auf ihre Reize. Mensch und Umwelt sind eine Einheit. Was neben biochemischen Prozessen auch eine Rolle spielt, ist das ‚Wegsein‘, das ‚Being away‘ – dieser Abstand, den uns die Natur bietet, der tut uns gut. Und außerdem lässt uns die Natur Faszination auf eine Weise erleben, die diesen berühmten und sehr, sehr angenehmen Flow-Zustand auslösen kann“, erklärt Arvay im Interview mit dem österreichischen Magazin „Wienerin“.

Es gibt mittlerweile viele Bücher über Meditation und immer mehr Menschen wissen um ihre kraftspendende und entspannende Wirkung. In einer Reihe von Meditationsarten geht es um das Eintauchen in die Stille. Dieser Wahrnehmung von Stille kommt vor allem dann eine große Bedeutung zu, wenn es um die Annäherung an das eigene Selbst geht.

Die Amerikanerin Brandon Bays beschreibt in ihrem Buch „The Journey“, wie sie einen melonengroßen gutartigen Tumor in ihrem Bauch auflöst, ohne einen chirurgischen Eingriff durchführen zu lassen, den ihre Ärztin für nötig hält. Der Tumor ist zwar gutartig, aber so groß, dass er innere Organe behindert und eine innere Blutung mit sich bringt. Da sie als Gesundheitsberaterin arbeitet, ist ihr der Tumor, der sich als geschwollener Bauch bemerkbar macht, äußerst peinlich und sie ignoriert lange Zeit, dass etwas nicht in Ordnung ist. Als sie schließlich zum Arzt geht, soll sie gleich ins Krankenhaus. Aufgrund ihrer Überzeugungen entscheidet sich Bays jedoch dafür, sich auf eine „Reise“ in die Gesundheit zu begeben, bei der sie selbst anhand von Hinweisen, die sich ihr jeweils anbieten, entscheidet, wie die Reiseroute aussieht. Unter anderem besucht sie eine Massagetherapeutin und nimmt sich für den Termin vor, sich dem zu stellen, was an Gefühlen in ihrem Tumor „gespeichert“ ist. Bays beschreibt das so:

> „Dann öffnete ich mich, gab mich innerlich hin und erlaubte mir selbst, in der inneren Stille zu versinken, die während meiner ganzen bisherigen Reise mein ständiger Begleiter gewesen war. Ich wusste instinktiv, dass alle Antworten aus dieser Stille kommen würden – nicht von meiner Persönlichkeit und sicherlich nicht von meinem plappernden Verstand. Falls mein denkender Verstand die Antwort hätte finden können, hätte er dies inzwischen sicher getan. Da er es jedoch nicht getan hatte, war der einzige Weg, der mir blieb, der des Vertrauens: Vertrauen in eine tiefere Weisheit – die Weisheit, die dafür sorgt, dass mein Herz schlägt und meine Haare wachsen; Vertrauen in die unendliche Intelligenz, die für die Vermehrung meiner Zellen verantwortlich ist; Vertrauen in den Teil von mir, der wach ist, wenn ich nachts schlafe. Ich wusste, dass ich vertrauen und mich meiner innersten Essenz hingeben musste meinem wahren Ich –, einem inneren Zustand, der sich für mich wie ‚zu Hause‘ anfühlte“.

Es ist in vielen spirituellen Konzepten die Rede von einer Quelle im eigenen Inneren. Diese Quelle, die auch als ureigenstes Selbst bezeichnet werden kann – der oder die, die wir ganz tief in uns drin jenseits des Egos wirklich sind – lässt sich entdecken, indem wir in die Stille und vom Kopf in unseren Körper gehen. Der Körper ist das Portal ins Jetzt, in die Gegenwart. Die Vergangenheit ist vorbei, die Zukunft noch nicht da. Unser Körper lebt in diesem Zwischenraum, der gleich schon vorbei ist, der nur in diesem Moment ist.

Wenn es gerade wild zugeht und die Angst in einem tobt, ist das schwierig. Vielleicht ist es gut, in sich hineinzubitten, dass man Kontakt möchte mit seiner inneren Quelle. Auch die Übung des „Ballast Abwerfens" kann als Einstieg helfen, wenn Gedanken und Ängste wie wild in einem toben. Bei dieser Übung aus dem Focusing geht es darum, alle besonders belastenden Dinge kurz aus dem Körper heraus auszulagern und zu erspüren, wie man sich ohne diese Last fühlen würde.

Übung: Ballast abwerfen

- ♥ Setze dich mit geschlossenen Augen bequem hin.
- ♥ Lass deinen Geist zur Ruhe kommen, indem du beginnst, dich auf die Geräusche, Gerüche, Luftzüge zu konzentrieren, die dich umgeben.
- ♥ Denk kurz an die Dinge, die dich im Moment besonders belasten, ohne tiefer in sie einzusteigen. Du kannst nachfühlen, wo im Körper du diese belastenden Dinge bemerkst.
- ♥ Dann kannst du dir vorstellen, wie du diese schweren Gedanken und Sorgen in ein Paket packst, in eine Tonne – oder was immer deine Imagination dafür verwenden möchte.

- Danach kannst du dir ausmalen, wie du dieses „Paket" irgendwo abstellst, wo es erst mal aus dem Weg ist. Im Garten, in einer anderen Stadt, du kannst es verschicken, den Fluss hinunter treiben lassen, es verbrennen (beliebige Bilder sind gut). Wenn das nicht klappt, kannst du versuchen, das Paket in deiner Imagination direkt neben dich zu stellen, aber außerhalb des Körpers.

- Dabei kannst du jeweils nachfühlen, ob das „Paket" weg kann/soll oder erst einmal irgendwo aufgehoben werden muss, damit du dich später damit beschäftigen kannst, wenn du mehr Raum dafür hast.

- Fühle jetzt in deinen Körper hinein.

- Wenn es noch Spannungen gibt, verpacke und „entsorge" sie ebenso wie die anderen Sorgen.

- Fühl solange nach, bis du dich leichter fühlst, und genieße ganz bewusst einige Minuten, wie es ohne die belastenden Gedanken in dir aussieht.

Analog zu „The Work", einer Methode zur Gedankenüberprüfung, die später beschrieben wird, entsteht so eine Gelegenheit nachzuspüren, wie sich der Körper und das Leben anfühlen ohne die schlimmen Sorgen und Gedanken. Der Kontrast zwischen „so fühle ich mich, wenn ich die Ängste glaube" und „so fühle ich mich, wenn ich diesen Ballast abgeworfen habe", wird ganz deutlich, weil er im Körper spürbar ist. Wenn es in der einen Welt schlimm und leidvoll ist, in der anderen Welt aber nicht: In welcher dieser beiden Welten wollen wir dann leben? Die Entscheidung liegt bei jedem Menschen selbst, jeder hat die Wahl. Wir werden zudem später noch sehen, dass die so real erscheinenden Probleme praktisch immer eine ganz spezifische Art von Illusion und eben nicht wirklich die Realität sind.

Wenn die Angst so etwas zur Ruhe gekommen ist, geht es wieder darum, in die Stille zu gehen, in genau diesem Augenblick zu sein, nicht in der Vergangenheit und nicht in der Zukunft. Eckhart Tolle beschreibt in seinem Buch „Jetzt – Die Kraft der Gegenwart!“ sehr gut, wie sich zwischen all den Gedanken die Stille finden lässt, die uns eigentlich wie ein schützender Raum umgibt. Eine Übung, die er vorschlägt, geht so: Man stellt in sich hinein die Frage: Was ist wohl mein nächster Gedanke? In dem Zwischenraum zwischen dieser Frage und der Antwort – die meist nicht sofort kommt, sondern eine Art Vakuum – fühlt man die Stille. Der „Denker“, wie Tolle den in Form von Gedanken ewig vor sich hin „quatschenden“ Verstand bezeichnet, hat Pause, und für einen kurzen Moment wird klar und erfahrbar, dass es eine tiefere Ebene gibt, die wir sonst einfach nicht wahrnehmen. Das Experiment lässt sich beliebig oft wiederholen, um ein Gefühl für diesen neuen, wortlosen Raum zu bekommen.

Und hier kommt noch eine andere Erklärung dieses Phänomens, das auf dem Weg in die Gesundheit – weil in die Entspannung, die Basis jeder Selbstheilungskraft ist – eine so wichtige Rolle spielt: „Wenn Sie den Raum vor, nach und zwischen ihren Gedanken betrachten, werden Sie erkennen, dass dort nur eine große Weite ist. Das ist der Raum des Nicht-Wissens. Das ist das, was wir wirklich sind“, schreibt Byron Katie in „Eintausend Namen für Freude“.

Auch die Harvard-Psychologin Martha Beck gibt in „Finding your Way in a Wild New World“ eine Übung wieder, die auf Tolle zurückgeht. Sie beschreibt den Effekt der Übung so, dass die Achtsamkeit aus dem verbalen Denken der linken Gehirnhälfte in beide Gehirnhälften wandert.

Übung für den Zustand der Wortlosigkeit

- Schließ deine Augen und erhebe eine Hand, so dass diese sich in der Luft befindet und nichts berührt.

- Frag deinen denkenden Verstand: "Wie kann ich wissen, ohne meine Augen zu öffnen, dass meine Hand existiert?"

- Fühl nach, wie die Aufmerksamkeit deines Verstandes in den Körper geht, um diese Frage zu beantworten, und dabei den nicht-sprachlichen Teil des Gehirns aktiviert.

- Halte jetzt beide Hände bei weiterhin geschlossenen Augen in die Höhe, und fühle das Innere beider Hände gleichzeitig.

Martha Beck bezeichnet dieses Abtauchen aus dem denkenden Verstand in das bewusste Wahrnehmen des Körpers als Schlüssel zur „Wortlosigkeit". „Um in der wilden Welt zu navigieren, musst du dein grundlegend wahrnehmendes und analytisches Denken aus deinem Kopf in den inneren Raum deines Körpers lenken. Das ist die Weise, wie du deinen Weg durch einen großen Verlust, eine erfüllende Karriere, eine komplizierte Beziehung oder ein gebrochenes Herz findest […]." Beck schreibt weiter:

> „Heiler aller Zeiten und Orte haben gelehrt, dass Heilung dort stattfindet, wo die Gedanken im Kopf zur Ruhe kommen und eine Öffnung für das Bewusstsein des Körpers und der Gefühle geschieht. Das ist das einzige Mittel, mit dem wir unser wahres Wesen zurückerobern oder die subtilen Hinweise fühlen können, die uns Auskunft darüber geben, wie wir unseren Weg durchs Leben finden".

Auch Träume können helfen, sich über manches klar zu werden. Ihr unschlagbarer Vorteil besteht darin, dass sie uns mit prägnanten Bildern helfen, Gefühle zu spüren, die tief vergraben waren. Sigmund Freud und C.G. Jung haben sich neben anderen bemüht, das Wesen der Träume zu entschlüsseln. Doch auch ohne eine tiefgehende Auseinandersetzung mit diesen Theorien gibt es einige einfache Zugänge zu den Träumen, an die man sich am Morgen noch erinnern kann. Ein Schlüssel ist dabei, zu verstehen, dass alle Personen und Wesen, die im Traum vorkommen, Teil des eigenen Selbst sind. Das geschundene Kind, die Mutter und der Verbrecher, alle Bilder verkörpern innere Strömungen.

Manchmal ergeben sich auch einfach so Bilder, die eine große Aussagekraft haben. Einige Monate nach meiner Erkrankung kam ein Bild zu mir, an dem ich mich gut festhalten konnte: Ein Weg, der durch einen Wald in Richtung eines rosahellblauen Himmels und einer Lichtung führt. Ich wusste, dass ich diesen Weg weitergehen kann und alles gut wird.

„Klopft an die verwitterte Tür im hintersten Korridor eurer Seele, klettert durch das Fenster eines Traums, siebt den Wüstensand noch einmal gründlich durch und seht, was ihr dann findet. Dies ist die einzige Arbeit, die niemandem erspart bleibt. Jedenfalls nicht letzen Endes“, rät C.P. Estes im Klassiker „Die Wolfsfrau“.

Das Unbewusste, aber auch die innere Quelle und der Körper drücken sich in Bildern aus. In der Hypnotherapie, die mittlerweile als Therapieform viel Anerkennung gefunden hat – Freud hatte sich nach seinen Studien mit Josef Breuer von der Hypnose abgewandt und lange Zeit galt Hypnose als irgendwie gefährlich und manipulativ – lassen sich viele Probleme auf eine sehr direkte und zielgerichtete Art und Weise angehen. Tatsächlich arbeiten einige effektive Methoden mit dem Zustand der Trance, in dem es möglich ist, sehr leicht mit dem Unbewussten in Kontakt zu treten.

In der 3sat-Dokumentation „Das Geheimnis der Heilung – Wie altes Wissen die Medizin verändert“ zeigt Regisseur Joachim Faulstich Mediziner und Patienten, die gemeinsam Heilungen erlebt haben, die die Medizin nicht erklären konnte. (Die Sendung ist jetzt noch zu finden unter „YouTube“: www.youtube.com/watch?v=kyPpFyrgZAk). „In der leichten Trance verschwimmen die Grenzen zwischen Geist und Körper. Diese Grenzen existieren ja nicht wirklich. Aber das Wissen darüber genügt nicht, fanden Forscher heraus, es kommt darauf an, es zu erleben“, erklärt Faulstich in der Doku. Ein junger polnischer Cellist, der bereits mehrfach aufgrund eines Hirntumors operiert wurde, kann nicht nur wieder gehen, sondern überwindet auch ein Tumorrezidiv. Zunächst probiert er, die Zerstörung des Tumors zu visualisieren, zum Beispiel indem er den Tumor, der in seiner Vorstellung aus Stein besteht, zu Staub zermahlt. Doch dieser Ansatz – der eigentlich dem Ansatz von Dr. Carl Simonton in „Wieder gesund werden“ entspricht, immer wieder die Zerstörung der kranken Zellen zu visualisieren – bringt keinen Erfolg. Der Psychologe, Hypnose- und Feldenkraistherapeut Martin Busch rät ihm, ein positiveres Bild zu wählen. „Ja, wenn ich einen Tumor bekämpfe, steht der Tumor im Mittelpunkt meines Jetztseins. [...] Mein Vorschlag war ein anderer: Warum sollen gesunde Zellen sich nicht schneller teilen können, warum sollen gesunde Zellen ihre Kraft nicht besser entfalten können als kranke? Wenn du deine Orientierung veränderst vom Kampf gegen die kranken Zellenhin zu dem, dass all deine gesunden Zellen mit all ihrer Kraft und strotzend vor Gesundheit, sich schnell teilen und den Raum einnehmen, den vorher die kranken Zellen hatten, dann bleibt kein Platz für die kranken Zellen“, sagt Busch. Der Musiker visualisiert nun diese gesunden, wachsenden Zellen intensiv, ähnlich wie er Musikstücke einstudiert. Bei seiner nächsten Computertomographie stellt sich heraus: Das Rezidiv ist weg. Ich denke nicht, dass die reine Visualisierung allein eine Krankheit beseitigt. Der Patient hatte vorher schon andere Erfahrungen gemacht, die zu seinem Genesungsweg beigetragen haben; er hat sich Unterstützung geholt, um in seinen Körper und seinen inneren Raum zu gehen.

Dennoch: Dass innere Bilder eine wichtige Rolle auf dem Weg zur Genesung spielen können, zeigen auch andere Beiträge der Dokumentation. Der Wiener Onkologe Dr. Thomas Schmitt ergänzt bei seinen Patienten die schulmedizinische Behandlung um die von Anthropologen entwickelte Methode der „schamanischen Reise“. „Die Schulmedizin ist reich an Technik, aber arm an Bildern, und wenn das Märchenhafte dazukommt, wenn die Phantasie im Patienten selbst geweckt wird, er seine inneren Bilder – und zwar seine eigenen Bilder – findet, dann kann er eine Kraft entwickeln, die wesentlich zur Heilung beiträgt“, sagt Schmitt. Die Traumreisenden sehen eine Art parallele Welt, „in der oft kraftvolle Tiere oder menschliche Helfer als persönliche Begleiter erscheinen“, so die Doku. Faulstich fragt nach, wie sich solche mythischen Bilder auf eine schwere Erkrankung auswirken können. Die Antwort: „Die Hirnforschung legt nahe, es sind wahrscheinlich die damit verbundenen tiefen Gefühle, die körperliche Verbesserungen auslösen“. Bei der schamanischen Reise sorgt monotones Trommeln, verbunden mit einem Ritual dafür, dass sich die Hirnströme in den Theta-Rhythmus, einen traumähnlichen Zustand verschieben. Diesen Zustand erleben wir immer am Übergang zwischen Wachen und Schlafen, es ist der Zustand, der auch in der Trance, beziehungsweise Hypnose, erreicht wird. Dort wird der Eintritt in eine Bilderwelt möglich „mit starken Kraftsymbolen, die zur Heilung beitragen können“, wie es in der Doku formuliert wird.

Den inneren Ratgeber finden

Es gibt auch einen weiteren, ganz pragmatischen Weg, sein Körperwissen anzuzapfen. Um den Kontakt zum inneren Wissen herzustellen, empfiehlt Dr. Carl Simonton in seinem Buch „Wieder gesund werden“ zum Beispiel eine Technik, bei der ein „innerer Ratgeber“ visualisiert wird. Dieser Ratgeber kann praktisch alles sein, ein Tier, eine Figur oder auch eine Person. Um das zu veranschaulichen, zitiert Simonton Dr. Art Ulene, der in „Feeling fine“ schreibt:

> „Kürzlich habe ich meine eigene persönliche Kreatur – einen Hasen namens Corky – dazu benutzt, ein Problem zu lösen, das meine Arbeit betraf. Seit Tagen hatte ich bereits einen Ausweg aus einer Situation gesucht. Keine Lösung. Jede Menge Frust. Jede Menge Stress. Dann dachte ich eines Tages: ‚Mal sehn, was Corky dazu zu sagen hat‘. Ich schloss die Tür zu meinem Büro, ließ die Jalousie runter und sank in meinen Stuhl. Schnell stellte ich mir mich an meinem Entspannungsort vor, eine Ski-Piste in Mammoth. Innerhalb von Sekunden tauchte Corky auf. Ich berichtete mein Problem und fragte ihn: ‚Was soll ich tun?‘
>
> ‚Du solltest gar nichts tun‘, antwortete der Hase ohne zu zögern. ‚Lass das Frank erledigen. Es ist nicht dein Problem‘. Warum hatte ich daran nicht gedacht? Es war die richtige Antwort, obwohl sie mir trotz tagelangen Grübelns nicht eingefallen war. Ich rief Frank an, der die organisatorischen Dinge für meine Fernsehsendung regelt, und erzählte ihm von meiner Unterhaltung mit dem Hasen. Frank erklärte sich bereit, sich um das Problem zu kümmern. Innerhalb von Sekunden fühlte ich mich besser. Ich gebe zu, die Lösung hätte die ganze Zeit offensichtlich sein sollen. Aber das ist genau der Punkt. Es war eben nicht offensichtlich für die verbale Seite meines Verstandes. Erst als ich meinen tierischen Freund hinzugezogen habe, war ich in der Lage, in ein neues Terrain vorzudringen, um die Lösung zu finden“.

Das klingt vielleicht zunächst wie Spinnerei, kann aber erstaunliches neues Wissen zutage fördern. Ulene erklärt das folgendermaßen: „Das Tier ist natürlich nichts anderes als ein Symbol deines inneren Selbst, und zu dem Tier zu sprechen, läuft darauf hinaus, mit sich selbst zu sprechen, allerdings auf einer Gehirnfrequenz, die du nicht oft benutzt“.

Dies ist die – leicht abgewandelte – Übung von Dr. Simonton, erweitert um ein paar Elemente, die helfen, in einen leichten

Trancezustand zu kommen, in dem der Zugriff auf innere Bilder noch leichter fällt:

Übung: Den inneren Ratgeber (er)finden

1. Setz oder leg dich bequem hin, die Füße flach auf dem Boden, die Augen geschlossen. Geh in den Zustand der Wortlosigkeit. Spür ganz bewusst, wie sich deine zuerst deine Hände und dann die Arme von innen anfühlen. Oft ist ein Kribbeln zu bemerken. Fühl genau, wie deine Arme nun ganz schwer und wohlig werden. Fühl jetzt in das Innere deiner Beine und Füße. Auch deine Beine dürfen ganz warm und schwer werden. Geh mit deiner Aufmerksamkeit in den Rücken und fühl, wie sich all die kleinen und großen Muskeln entspannen und zur Ruhe kommen dürfen. Jetzt öffne kurz die Augen, und wenn du sie wieder schließt, fühlst du dich noch zehnmal entspannter als zuvor. Jedes Geräusch, das von außen kommt, lässt dich noch tiefer in die Entspannung sinken. Du darfst dich ganz wohlig und entspannt fühlen. Dann siehst du vor dir eine Treppe mit acht Stufen, die du Stufe für Stufe hinunter steigst. Schau genau hin, aus was für einem massiven Material die Treppe gemacht ist. Wenn du möchtest, kannst du dich am Geländer festhalten. Zähl jede Stufe beim Hinabgehen, nimm jeden Schritt nach unten bewusst wahr. Immer tiefer steigst du in die Entspannung hinunter.

2. Nach der achten Stufe stehst du in einer natürlichen, friedvollen Umgebung, in der du dich wohl und entspannt fühlst, der Ort kann aus deiner Phantasie oder Erinnerung kommen, zum Beispiel ein Garten oder eine Waldlichtung. Versuche, diesen Ort mit allen Sinnen wahrzunehmen, ganz als wärst du wirklich da.

3. Nimm wahr, wie sich ein Pfad in deiner Nähe auftut und sich in Richtung Horizont schlängelt. Fühl, wie du diesen Pfad entlang gehst, freudvoll und leicht.

4. Nun siehst du, dass in der Ferne ein strahlendes, blauweißes Leuchten erscheint, das langsam, ganz entspannt und freundlich, auf dich zukommt.

5. Während das Leuchten näher kommt, erkennst du, dass es sich um ein lebendes Wesen handelt – eine Person oder ein freundliches, vielleicht auch ulkiges Tier oder Wesen.

6. Als es näher kommt, nimmst du die Details der Gestalt wahr. Ist sie weiblich oder männlich? Schau dir die Form so deutlich wie möglich an. Wenn der Ratgeber eine Person ist, achte auf Gesicht, Haar, Aussehen.

7. Wenn die Person oder Kreatur dir ein gutes, warmes, sicheres Gefühl bereitet, kannst du davon ausgehen, dass es sich um einen inneren Ratgeber handelt. Falls nicht, bedank dich bei ihr für ihre Mühe und verabschiede sie. Dann geh auf deinem Pfad weiter, bitte darum, einen guten Ratgeber zu treffen und schau, wer als nächstes aus dem blauweißen Licht auf dich zukommt. Frag nach seinem Namen, stell dich vor und bitte dann um Rat in Bezug auf das aktuelle Problem.

8. Versuch, deinen Ratgeber in ein Gespräch zu verwickeln, lerne ihn kennen, diskutier dein Problem, wie du es mit einem guten Freund machen würdest. Lass ihm viel Zeit, zu antworten.

9. Achte aufmerksam auf jede Information, die du von deinem Ratgeber bekommst. Sie kann in Form eines Gesprächs kommen, aber auch durch symbolische Gesten, zum Beispiel könnte der Ratgeber auf etwas zeigen oder ein Objekt in dein Bewusstsein rufen, das seinen Rat repräsentiert.

10. Triff eine Vereinbarung mit deinem Ratgeber, wie ihr in Zukunft Kontakt aufnehmen könnt, zum Beispiel immer an diesem Wohlfühlort, den du dir am Anfang vorgestellt hast. Bitte den Ratgeber, dich jetzt an diesen Ort zurückzugeleiten

bis zum Fuß der Treppe. Danke ihm aufrichtig für seine Hilfe und verabschiede dich für dieses Mal.

11. Steig jetzt die Treppe Stufe für Stufe hinauf und zähl dabei von acht bis eins. Lass deine innere Stimme bei jeder Zahl energischer klingen. Bei eins kommst du wieder erfrischt und wach im Hier und Jetzt an. Acht, sieben, sechs. Du merkst, wie die Schwere aus deinem Körper weicht. Fünf! Vier! Drei! Du bewegst langsam schon deine Hände und deine Gliedmaßen. (Besonders energetisch aussprechen:) Zwei! Du fühlst dich erfrischt und energiegeladen. (Kraftvoll sprechen:) Eins! Du öffnest die Augen und bis mit all deinen Anteilen und deinem Bewusstsein wieder hier im Raum angekommen.

Wenn diese Elemente von Selbsthypnose angewendet werden, ist es wichtig, im Anschluss wieder konsequent den Weg zurückzukommen, auf dem man in die Trance hineingegangen ist. Bevor man diese Übung macht, sollte also sichergestellt sein, dass genügend störungsfreie Zeit vorhanden ist und man sollte sich den Ablauf gut eingeprägt haben, denn man gibt sich diese Anleitung mit geschlossenen Augen ja praktisch selbst. Alternativ kann man auch eine vertraute und aufgeschlossene Person bitten, diese Übung mitzumachen und dabei die Anleitung vorzulesen oder sie selbst auf die Diktaphon-App seines Smartphones einsprechen. Wichtig: Es müssen genügend lange Pausen gelassen werden. Ein Partner kann dann bei Punkt 10 nach einer Weile des Abwartens zart nachfragen, ob man bereit ist, jetzt zurückzugehen. Wenn ein Ja kommt, geht es mit Punkt 11 weiter. Es ist hilfreich, im Anschluss zu notieren, wie der Ratgeber aussah und hieß, an welchem Ort man sich getroffen hat und vor allem, was Frage und Antwort waren. In der Regel findet die Kommunikation in Bildern statt, die sehr eingängig und von tiefer Bedeutung erfüllt sind und noch lange lebendig zur Verfügung stehen, um etwas zu begreifen.

Kapitel 5 –

The Work: Glaubenssätze entdecken und widerlegen

Transskript eines Videos, in dem Byron Katie gemeinsam mit einem krebskranken Mann „The Work“ macht, und er eine unterliegende Wahrheit seiner angstvollen Gedanken findet:

Mann: Ich will, dass der Krebs aufhört zu wachsen, und mich und meine Familie zu verletzen.

Katie: Also du willst, dass der Krebs aufhört zu wachsen. Ist das wahr? Bist du sicher? Hast du inne gehalten, um darüber nachzudenken? Schau noch mal hin. Vielleicht kommst du zur gleichen Antwort. Du willst, dass der Krebs aufhört zu wachsen. Ist das wahr? Bist du sicher? Und ich lade dich ein, damit zu sitzen.

Mann: Ja.

Katie: Also du willst, dass der Krebs aufhört zu wachsen. Wir sehen uns hier stressvolle Reaktionen an. Wie reagierst du, wenn du denkst, der Krebs soll aufhören zu wachsen und der Doktor sagt dir, er wächst?

Mann: Es endet damit, dass ich Panik- und Stressreaktionen bekomme, die wirklich schwierig sind.

Katie: Nenn mir einen stressfreien Grund, zu denken: Ich will, dass der Krebs aufhört zu wachsen.

Mann: Pause. Es tut mir leid, aber mir fällt keiner ein.

Katie: Es gibt keinen.

Mann: (lächelt) Oh, gut. Ich fing schon an, mich gestresst zu fühlen. (Die Zuhörenden lachen.)

Katie: Ich will, dass der Krebs aufhört zu wachsen. Wer wärst du ohne diesen Gedanken? Während du dein Leben lebst?

Mann: Ich wäre ganz normal in meinem eigenen Leben, und dem was es ist.

Katie: Und, Sweetheart, es gibt zwei Arten, dein Leben einfach zu leben. Eine davon ist stressig, eine nicht. Die eine Art schmerzt, die andere nicht. Du lebst es so oder so.

Mann: Ja, und liebe es.

Katie: Ok. Ich will, dass der Krebs aufhört zu wachsen. Kehr es um. Was ist das Gegenteil?

Mann: Ich will nicht, dass mein Krebs aufhört zu wachsen.

Katie: Gib mir ein Beispiel dafür, warum das wahr ist. Warum es etwas Gutes ist.

Mann: Ich will nicht, dass mein Krebs aufhört zu wachsen, weil er mir Türen geöffnet hat, die ich selbst nicht hätte öffnen können. Oder nicht so einfach hätte öffnen können.

Katie: Das ist ein Beispiel, gib mir noch eins.

Mann: Ich will nicht, dass mein Krebs aufhört zu wachsen, weil er mein Herz öffnet.

Katie: Das stimmt. Nenn mir noch einen Grund.

Mann: Ich will nicht, dass mein Krebs aufhört zu wachsen, weil ich so viel lebendiger bin als noch vor einem Jahr. (Die Zuhörenden klatschen Beifall.)

Katie: Wenn du drei findest, kannst du auch vier finden. Lass dich mit nichts davonkommen, Sweetheart. Zu lieben, was ist, bedeutet nicht nur, irgendwie zu mögen, was ist, oder es zu akzeptieren. Sondern es fühlt sich gut an, es ist ein wirkliches Abenteuer, und ich lade dich ein, noch einen Grund zu finden.

Mann, nach einer kurzen Pause: Ich habe sogar noch zwei (alle lachen). Ich will nicht, dass mein Krebs aufhört zu wachsen, weil ich mehr zu dem werde, der ich wirklich bin. Und damit kann ich mehr für andere sein, in dem Sinne, dass ich ihnen hilfreich sein kann. [...]

Für mich hatte diese Work, als ich sie während meiner Krankheit im Video sah, eine große Bedeutung. Sie war für mich ein erster Hinweis von außen, dass eine Krebserkrankung eine große Chance ist. Mir gefiel, dass die eigene Wahrheit wirklich hinter den Stereotypen („Krebs ist schrecklich") und dem Mitleid der anderen liegt, und ich war beeindruckt, wie befreiend sich diese Wahrheit anfühlt. The Work ist zugleich auch ein mächtiges Mittel, um Glaubenssätze zu untersuchen, die über lange Zeit zur Erschöpfung und Resignation beigetragen haben. Indem wir diese Glaubensätze identifizieren und auflösen, machen wir einen großen Schritt in Richtung Gesundheit. Das können Gedanken sein wie:

Es wird immer so weitergehen und niemals besser.

Ich werde nur geliebt, wenn ich mich aufopfere / wenn ich das tue, was die anderen von mir wollen.

Ich werde nicht alt.

Im Alter habe ich kein Geld, deshalb muss ich früh sterben.

Man braucht für die Überprüfung dieser Gedanken und Glaubenssätze nicht mehr als einen Zettel und einen Stift. Oder einen Computer. „Wer wärst du ohne deine Geschichte?", lautet eine Lieblingsfrage von Byron Katie. Die Texanerin hatte nach Jahren schwerer Depression eine Eingebung. Sie begann, ihre schmerzhaften Gedanken in Frage zu stellen, sie zu überprüfen. Ihre Erkenntnis: Gedanken kommen so, wie Wolken über den Himmel ziehen. Wir müssen nicht alle glauben. Und: Wenn du dich mit der Realität anlegst, bekommst du immer eine blutige Nase. Ihre Bücher heißen zum Beispiel „Lieben, was ist" und „Ich brauche deine Liebe – ist das wahr?". Byron Katie kommt immer wieder auf eine grundlegende These zurück: Die Wirklichkeit ist perfekt, so wie sie ist. Wenn wir uns gegen die Realität auflehnen, merken wir das immer an einem unwohlen Gefühl. Wir sind nicht in der Lage, wirklich zu beurteilen, ob ein Umstand schlecht ist, denn oft entsteht Gutes aus vermeintlich Schlechtem. Das bedeutet nicht, dass wir angesichts von Unrecht nicht handeln. Es kommt nur auf die Position an, aus der heraus man handelt – aus Liebe oder aus Angst.

Jeder schlechte Gedanke über einen anderen fällt auf uns selbst zurück, tut uns weh. Solche Gedanken sind eben immer nur eine Projektion, die wir von unserem Inneren auf das Außen richten. Alles, was wir um uns herum wahrnehmen, sehen wir auf der Basis unserer eigenen Erfahrungen und Überzeugungen. Das Glas ist halb voll – das Glas ist halb leer: diese alte Typ-Unterscheidung bringt es auf den Punkt. „Die ganze Welt ist Projektion. Wenn Sie verschlossen und ängstlich sind, kommt die Welt Ihnen feindlich vor. Wenn Sie lieben, was ist, wird die ganze Welt zum Gegenstand Ihrer Liebe. Innen und außen stimmen stets überein – sie spiegeln einander. Die Welt ist das Spiegelbild Ihres Denkens“, sagt Byron Katie. Es ist eine entscheidende Erkenntnis zu verstehen, dass wir nicht unsere Gedanken *sind*. „Das Verhältnis, das Sie zu Ihren Gedanken haben, ist das, was Sie in jede Beziehung einbringen, einschließlich der Beziehung zu sich selbst. Sie könnten nun fragen: ‚Die Stimme in meinem Kopf, bin das nicht ich? Denke nicht ich meine Gedanken?‘. Sie können diese Frage selbst beantworten. Wenn Sie selbst die Stimme in Ihrem Kopf sind, wer ist dann derjenige, der ihr zuhört?“, erklärt Byron Katie in „Ich brauche Deine Liebe – ist das wahr?“. Das „in die Stille gehen“, das wir in Kapitel 4 angeschaut haben, korrespondiert mit dieser Frage. Dort haben wir schon feststellen können, dass es eine weitere Ebene in uns gibt, jenseits des Denkens auf Verstandesebene.

Die meisten Menschen kennen schmerzhafte Gedanken, die sich einfach nicht abstellen lassen, und Überzeugungen, aus denen Leid entsteht: Der Verstand scheint eine Eigendynamik zu haben, die sich mit noch so viel Willensstärke nicht brechen lässt. Das gilt nicht nur für Menschen mit Süchten, Übergewicht oder schädlichen Gewohnheiten. Oft sind (alte) Geschichten über das, was uns nahestehende Menschen getan haben oder wie sie sich verhalten sollten, der Auslöser für heutiges Unglück und Leid. Mit Byron Katies Methode der Gedankenüberprüfung, die aus vier Fragen und einer Umkehrung besteht, lassen sich schmerzvolle Gedanken sehr wirkungsvoll auf den Prüfstand stellen, so dass sie schließlich ihre Macht über uns verlieren. Indem wir in den Körper hinein spüren und unsere Gefühle wahrnehmen, die ein quälender Gedanke in uns auslöst, erfahren wir den Zusammenhang zwischen beiden Ebenen. Wenn wir nachspüren, wie es sich anfühlt, wenn wir den Gedanken nicht glauben, ereignet sich oft Überraschendes: Wir entdecken die Qualität des Friedens.

Es ist nicht wirklich die Realität, an der man verzweifelt und leidet, sondern die Gedanken, die man sich über Vergangenheit, Gegenwart und Zukunft macht. Byron Katie geht in ihrer Sicht hier sehr weit. Auf einem Workshop in Kopenhagen sagte sie sinngemäß: Wenn mir jemand einen Arm abhackt, dann schaue ich erst mal, wie sich das wirklich anfühlt – ansonsten leide ich, weil ich denke, das muss sehr wehtun und schon in der Zukunft bin mit der Frage, wie ich ohne den Arm weiterleben soll. Ein drastisches Beispiel, aber es bringt auf den Punkt, was sie herausgefunden hat: Die Realität ist immer freundlicher als unsere Gedanken über eine Situation.

Bei der Stimme im Kopf handelt es sich ihr zufolge um ein universelles Phänomen. „Gedanken sind nicht individueller als das Fernsehprogramm, das alle sehen. Ich habe entdeckt, dass die Menschen auf der ganzen Welt, in jeder Sprache und Kultur leiden, weil sie dieselben belastenden Gedanken glauben: ‚Meine Mutter liebt mich nicht'‚‚Ich bin nicht gut genug', ‚Ich bin dick', ‚Ich brauche mehr Geld', ‚Mein Mann sollte mich verstehen', ‚Meine Frau hätte mich nicht verlassen dürfen', ‚Jemand muss die Welt retten'... Natürlich würde ich nie von jemandem verlangen, seine Gedanken aufzugeben. Das wäre nicht nur lieblos; es ist einem Menschen auch ganz und gar unmöglich, nicht zu glauben, was er nun einmal glaubt. Wir müssen unsere Gedanken glauben, bis wir sie überprüfen", sagt Byron Katie in „Eintausend Namen für Freude".

Ein paar grundlegende Thesen

- ♥ Es ist nicht möglich, einen anderen Menschen zu ändern. Wir können nur uns selbst verändern, indem wir zum Beispiel unser Denken überprüfen. Wenn wir uns anders verhalten, passt sich unsere Umwelt automatisch und manchmal zu unserer Verblüffung an unser verändertes Verhalten an.

- ♥ Die Gedanken, die man in Bezug auf etwas Schlimmes hat, sind oft viel schlimmer, als die Sache selbst. Die Sache selbst ist nur einmal geschehen. In Gedanken wiederholen wir sie immer wieder und tun sie uns erneut an.

- ♥ „Das Gute an der Vergangenheit ist: sie ist vorbei", lautet eine Kernerkenntnis von Byron Katie. Wenn das Bedürfnis abnimmt, sich an der eigenen Argumentationskette, seiner Geschichte festzuklammern, wird das Leben leichter, entspannter.

- ♥ Sie rät uns nachzufragen: Handelt es sich bei meinem Problem wirklich um meine Angelegenheit? Oder ist es die Angelegenheit des anderen? Oder die Angelegenheit des Universums? Unser Job ist es lediglich, unsere Angelegenheiten zu regeln. Typische Beispiele für solche Gedanken könnten lauten: „Meine Freundin sollte nicht so neidisch sein" oder „Mein Mann sollte nicht rauchen".

- Aus scheinbar schrecklichen Erlebnissen oder Umständen entsteht oft Gutes. Weiterentwicklung ist praktisch nicht möglich ohne schlechte Erfahrungen. Menschen, die eine schwere Krankheit oder einen Unfall hatten, berichten häufig später, wie wichtig dieses Erlebnis für ihre persönliche Entwicklung und ihr Lebensglück war.

- Wenn jemand etwas Beleidigendes sagt, wird es erst zur Beleidigung, wenn man es annimmt und glaubt. Man beleidigt sich dann eigentlich selbst.

- Es lohnt sich nicht, mit dem, was ist, zu hadern. „Wenn du der Wirklichkeit widersprichst, verlierst du – aber nur zu hundert Prozent. Der Wirklichkeit zu widersprechen ist wie der Versuch, einer Katze das Bellen beizubringen – hoffnungslos“, so Byron Katie.

- Und noch ein letztes Bonmot: Wenn es mit einer Beziehung zu einem Menschen nicht klappt, dann man ist davon verschont geblieben, meint Katie. Es hilft, sich die Gedanken dazu unter diesem Gesichtspunkt anzuschauen.

So funktioniert „The Work“

Die Methode besteht aus vier Fragen und der Umkehrung des ursprünglichen Gedankens. Es ist wichtig, mit offenem Geist an die Überprüfung heranzugehen. Wenn die Überprüfung schriftlich gemacht wird, hat das mehr Überzeugungskraft für die rationale Logik. Denn wenn das Gegenteil eines Gedanken ebenso wahr sein kann, wie der ursprüngliche Gedanke, oder sogar wahrer, lässt die Überzeugungskraft dieses Gedanken erfahrungsgemäß automatisch nach.

1. Ist das wahr?

2. Kannst du mit absoluter Sicherheit wissen, dass das wahr ist? (Wenn erneut ein „ja“ kommt, könnte man noch fragen: Gibt es einen friedlichen Grund, an diesem Gedanken festzuhalten?)

3. Wie reagierst du, was passiert, wenn du diesen Gedanken glaubst? (Stell dir eine Situation vor, in der du diesen Gedanken hast und fühl genau hin: Wo im Körper fühlst du diesen Gedanken? Wie behandelst du dich selbst in dieser Situation? Wie behandelst du den anderen?)

4. Wer wärst du ohne den Gedanken? (Wenn du den Gedanken in genau dieser Situation gar nicht hättest, oder ihn nicht glauben würdest? Wie fühlt sich das im Körper an?)

5. Jetzt kehre die ursprüngliche Aussage um. Ist die Umkehrung genauso wahr oder wahrer als der ursprüngliche Gedanke? Finde mindestens drei echte Beispiele für jede Umkehrung. (Es gibt in der Regel mehrere Möglichkeiten für Umkehrungen. Aus: „Er hätte mich nicht verlassen sollen“ wird: „Ich hätte mich nicht verlassen sollen“, „Ich hätte ihn nicht verlassen sollen“, „Er sollte mich verlassen“ (weil es das ist, was ist, die Realität).

Noch ein paar Tips

Es geht nicht darum, Gedanken zu hinterfragen, die uns keine Schmerzen verursachen. Ein unangenehmes oder stressiges Gefühl zeigt hingegen, dass wir an einem nicht untersuchten Gedanken hängen, der der Realität widerspricht. Manchmal lassen sich diese schmerzvollen oder quälenden Gedanken nicht so ganz einfach in eine Form bringen, in der sie sich leicht überprüfen lassen. Einfacher wird es mit einer Form wie: „Er/sie sollte das… nicht tun/sollte das … tun“, „Er/sie/es sollte nicht/sollte so und so sein“.

Es ist gut, mit Offenheit an die Überprüfung heranzugehen. Es geht nicht darum, die Geschichte erneut zu erzählen, sondern nur darum, mit offenem Geist auf die Suche nach der Wahrheit zu gehen. Auf die ersten zwei Fragen gibt es nur zwei Antworten: ja oder nein.

Wenn die Antwort auf die zweite Frage immer noch „ja" lautet, lohnt es sich manchmal zu fragen, ob es einen friedlichen, stressfreien Grund gibt, an dem Gedanken festzuhalten. Wenn man keinen findet, könnte es sich eher nach „nein" anfühlen. Entscheidend ist, die ganzen Geschichten, die man erzählt, und die Beweise, die man zusammengetragen hat, den Film, der abläuft, beiseite zu lassen. Deshalb sind auch nur die Antworten „ja" oder „nein" möglich. Hier fragst du tief in dich hinein nach deiner eigenen Wahrheit. Ein Beispiel: „Die Menschen zerstören unseren Planeten". Kannst du dir ganz sicher sein, dass das wahr ist? Kannst du wirklich in die Zukunft schauen und wissen, wie dieser Planet in hundert Jahren aussieht? Kannst du dir wirklich sicher sein, was ein anderer Mensch tun sollte oder nicht?

Ob ja oder nein, geht es dann mit Frage drei weiter. Diese Frage und die vierte Frage zeigen zwei Seiten einer Medaille: Wie fühlst du dich mit, wie ohne den Gedanken in der exakt gleichen Situation? Bei beiden Fragen geht es vor allem darum, den Gefühlen im Körper nachzuspüren – und den Unterschied zu fühlen. Oft ist es so: Wenn man den Gedanken glaubt, fühlt man sich meist schlecht, man spürt das in der Bauchregion, in einem verspannten Nacken, einer Enge in der Brust oder an anderen Stellen. Gedanken und Gefühle hängen eng zusammen, und die Folgen, die ein quälender Gedanke hat, lassen sich im Körper bemerken.

Wenn man bei Frage vier sich selbst in genau der gleichen Situation vorstellt und in den Körper hineinfühlt, spürt man oft eine große Entspannung, Erleichterung und Frieden, der Körper fühlt sich viel besser.

Diese beiden Zustände bewusst einander gegenüberzustellen, ist ein ganz wichtiger Teil des Prozesses. Man sieht, wie viel besser man sich fühlt und sich selbst behandelt, wenn man den Gedanken nicht glaubt. Und genau genommen bleibt die Realität ja äußerlich die gleiche, egal, ob ich den Gedanken glaube oder nicht. Wenn man den Gedanken überprüft und nicht mehr glaubt, erhöht sich jedoch der Handlungsspielraum viel stärker, als es in der Leidenssituation der Fall ist.

Bei Punkt fünf geht es um die Umkehrung und um Beispiele dafür, warum die Umkehrung genauso wahr ist oder wahrer als der ursprüngliche Gedanke. Ob eine Aussage wahr ist, kann man tief in sich drin als Zustimmung oder Erkenntnis spüren. Es gibt in der Regel mehrere Möglichkeiten für Umkehrungen. Aus: „Er sollte mich nicht so respektlos behandeln" wird zum Beispiel: „Ich sollte mich nicht so respektlos behandeln". (Denn Menschen, die sich respektlos behandeln lassen, gehen meistens selbst nicht nett mit sich um.) Eine andere Umkehrung ist: „Ich sollte ihn nicht so respektlos behandeln". Beispielsweise könnte die Respektlosigkeit eine Antwort des anderen darauf sein, dass man selbst übergriffig war. Meist finden sich Beispiele, wie man selbst, wenn auch auf eine andere Weise, exakt das getan hat, was man dem anderen vorwirft. Eine weitere Umkehrung ist: „Er sollte mich so respektlos behandeln" (weil es das ist, was er tut – bis er es nicht mehr tut – und es mir zeigt, wo ich mich selbst schlecht behandle).

Selbstliebe, Integrität und Vergebung

Irgendwann sind wohl die meisten Menschen mal mit der These konfrontiert worden, man könne einen anderen Menschen nur dann wirklich lieben, wenn man sich selbst liebt. Für mich war diese Aussage lange Jahre äußerst abstrakt. Ja, sie machte schon irgendwie Sinn, aber anfangen konnte ich damit nichts. Die Umkehrungen bei „The Work" haben dazu beigetragen, dass ich es schließlich verstand. Aus „Mein Freund sollte mich mehr lieben“, wurde „Ich sollte mich mehr lieben“. Aus „Mein Kind sollte sich nicht von mir entfernen“ wurde „Ich sollte mich nicht von mir entfernen“. Puh, wie wahr das ist! Byron Katie sagt über das Selbst in „Ich brauche deine Liebe – ist das wahr?“: „Die Stimme in meinem Inneren ist das, womit ich verheiratet bin. [...] Mein Liebhaber ist der Ort in meinem Inneren, von dem ein ehrliches Ja oder Nein kommt. Das ist mein wahrer Partner. Er ist immer da. Und wenn ich einem anderen Ja sage, obwohl meine Integrität nein sagt, dann bedeutet das die Scheidung von diesem Partner“.

Diese Integrität steht über allen Beziehungen, weil sie die essentielle Beziehung verkörpert. Doch „Nein“ zu sagen ist für eine ganze Reihe von Menschen wahnsinnig schwer. Neurosen und eine Vielzahl psychosomatischer Probleme resultieren tatsächlich nur aus der Unfähigkeit, dieses lustige kleine Wort auszusprechen. Es ist dann einfach unvorstellbar, den Eltern zu sagen: Nein, ich möchte mein eigenes Leben leben und nicht mehr bei euch wohnen. Der Freundin zu sagen: Nein, ich habe heute keine Lust, ich brauche Zeit für mich selber. Oder dem Partner zu sagen: Nein, ich möchte jetzt nicht mehr mit dir schlafen, weil ich mich gerade so entfremdet von dir fühle. Die Unmöglichkeit, Nein zu sagen, ist in der Regel eng verknüpft mit der Angst, den anderen vor den Kopf zu stoßen und ihn so zu verlieren. Das lässt sich natürlich auch auf das Arbeitsleben übertragen, und die Befürchtung, ein Nein könne das Aus für den Job bedeuten oder vielleicht auch nur, dass man für unliebenswürdig gehalten wird. Byron Katie rät: „Die Leute bitten um viele Dinge. Haben Sie festgestellt, dass Ihre aufrichtige Antwort nein lautet, dann lässt sich diese Ablehnung leichter vermitteln, wenn Sie gleichzeitig Ihre Liebe ausdrücken“. Sie nennt ein paar Beispiele: „Danke für die Frage, und nein.“ „Du bist mir wichtig, und nein.“ Diese Verbindung aus aufrichtigem Respekt für die Bedürfnisse des anderen und Selbstliebe reicht bis zum Schlussmachen in einer Beziehung: „Ich liebe dich so sehr, und ich werde dich verlassen“. Das spiegelt die Dualität, die es in Liebesbeziehungen so häufig gibt: Zwar liebt man den anderen, aber dennoch kann man – aus welchem Grund auch immer – nicht mehr mit ihm oder ihr zusammen sein.

Ohne dass das eigene Fundament liebevoll und integer ist, kann es auch keine bedingungslose Liebe zu einem anderen Menschen geben, denn sonst wird ja immer etwas von außen gebraucht, das wir nicht selbst haben. Leider funktioniert die Milchmädchenrechnung, ein anderer könne uns die Liebe geben, die wir so nötig brauchen, nicht einmal. Denn es ist nicht möglich, tief zu glauben, dass man geliebt wird, wenn man sich selbst nicht liebt. Dann sind immer weitere Versicherungen und Beweise nötig, und sie reichen doch nie aus. Bedingungslose Liebe zeichnet sich dadurch aus, dass sie auf Freiwilligkeit basiert und nicht auf Kontrolle. Eine solche freie Beziehung ist erst dann möglich, wenn man sich selbst sicher ist, dass man ohne die andere Person genauso glücklich (oder glücklicher) leben kann.

Neben diesen Aspekten kann „The Work" noch einem weiteren wichtigen Ziel auf dem Weg zur Selbstheilung dienen. Nicht nur Lawrence LeShan merkt an, wie wichtig das Loslassen von altem Groll und das Vergeben und Verzeihen sind. Schlechte Gedanken über eine andere Person sind wie Gift, das in einem wirkt. Nicht umsonst spricht man dabei häufig von einem Gefühl der Bitterkeit. Oft bestrafen wir vermeintlich andere Menschen mit Nichtbeachtung oder Liebesentzug, wenn sie sich aus unserer Sicht falsch verhalten oder uns ein Unrecht zugefügt haben. Doch die Filme, die immer wieder in unserem Kopf ablaufen und Beweise zusammentragen, und die schlechte Behandlung, die wir diesem Menschen angedeihen lassen, schaden nicht der vermeintlich bösen Person, sondern nur uns selbst. Wir tun es uns selbst an. Es gibt zwei Zitate, die Buddha zugeschrieben werden und die diesen Zusammenhang gut illustrieren: „Groll mit uns herumtragen ist wie das Greifen nach einem glühenden Stück Kohle, in der Absicht, es nach jemandem zu werfen. Man verbrennt sich nur selbst dabei". Eine andere Variante lautet: „An Zorn festhalten ist wie Gift trinken und erwarten, dass der andere dadurch stirbt". Das Arbeitsblatt „Urteile über deinen Nächsten" von Byron Katie eignet sich besonders gut, wenn es um alten Hader oder Groll geht.

Wir teilen die Welt ein in Konzepte, beschreiben sie mit Wörtern und Namen. Dabei geht uns die Essenz des Seins verloren. Zunächst konnte ich mir unter Byron Katies Anmerkung, dass die tiefste Form der Gedankenüberprüfung sich auf das „ich bin" bezieht, nicht viel vorstellen. Ich bin Daniela Hoffmann. Ist das wahr? Irgendwann hatte ich bemerkt, dass ich keine Lust mehr habe, Daniela zu heißen, und dass mein Kinderkosename „Denny" mir viel besser gefiel. Und was würde auch dagegen sprechen, alle zu bitten, mich von nun an so zu nennen? In diesem Kontext machte ich „The Work" mit dem Gedanken „Ich bin Daniela Hoffmann". Es war toll, und ich musste wirklich ein bisschen lachen. Daniela Hoffmann war nur so eine Art Sammelbegriff für alles Mögliche, wer ich denn nach außen sein wollte oder sein sollte, alte Sichtweisen auf mich als Intellektuelle, Journalistin, Tochter oder Freundin. Aber die Bezeichnung, das „Label", hatte gar nichts mit dem pulsierenden und lebendigen Wesen zu tun, das ich ganz losgelöst davon fühlen konnte. Und so ist das mit allen Dingen. Wenn man aus Spaß mal einen Baum anschaut, jenseits von dem Wort und der Definition „Baum", nur die Strukturen, Farben, Schönheit, dann sieht man ein Wunder. Alles ist dann ein Wunder, der Aufzug, die Ampel, das Bett – wow, dass alles einfach so gemacht ist, für unseren Komfort, wie verrückt, dass die Menschen die Welt so gestaltet haben und das gar nicht mehr bewusst merken.

Auf der Webseite „thework.com" – die es auch auf Deutsch gibt – finden sich eine Reihe von Videos, in denen Byron Katie die Methode mit verschiedensten Menschen und Themen durchspielt – zum Beispiel auch die am Eingang dieses Artikels zitierte Work zum Thema Krebs. Die Videos zu schauen, hilft dabei, die Gedankenüberprüfung kennenzulernen und besser zu verstehen, um was es dabei geht. Auch die Arbeitsblätter zur „Work“ und „Beurteile deinen Nächsten“ sind hier unter „Ressourcen“ zu finden.

Für einige Menschen ist es wirklich schwer, ihre Geschichte loszulassen. Sie haben über die Zeit so viele Argumente und Beweise dafür gesammelt, warum sie im Recht sind oder dass das Leben nun einmal so ist. Diese Argumente bleiben hier komplett außen vor. Die Mächtigkeit der Methode liegt darin, bei der Frage „Ist das wirklich wahr?“ ganz offen zu bleiben für die Möglichkeit einer anderen, tieferen Wahrheit. „Draußen, jenseits der Vorstellungen von richtig und falsch, gibt es ein Feld. Dort treffe ich dich“, schrieb der persische Dichter und Philosoph Rumi.

Kapitel 6 –

Endlich die Verbindung herstellen: Der Körper als Botschafter der Seele

„Ketut meinte, er könne meine Frage mit einem Bild beantworten. Er zeichnete mit ein paar groben Strichen eine Skizze und reichte sie mir. Es war eine androgyne Gestalt, aufrecht stehend und die Hände zum Gebet gefaltet. Allerdings hatte diese Figur vier Beine und keinen Kopf. Wo sich der Kopf hätte befinden müssen, war nur wildes Laubwerk aus Farnen und Blumen. Über dem Herzen sah man ein kleines, lächelndes Gesicht.

„Damit Sie das Gleichgewicht finden, das Sie sich wünschen", sprach Ketut aus dem Mund seines Übersetzers, „müssen Sie so werden. Sie müssen mit den Füßen so fest auf dem Boden stehen, als hätten Sie vier und nicht nur zwei Beine. Dann können Sie in der Welt bleiben. Aber Sie müssen aufhören, die Welt mit dem Kopf zu betrachten. Sie müssen Sie mit dem Herzen sehen."

Elizabeth Gilbert: „Eat Pray Love"

Vom Verstand zu Körper und Seele kommen

Ich hatte früher immer Schwierigkeiten, die Konzepte von Verstand, Geist, Seele, Unbewusstem und Psyche zu sortieren – zu vieles wird synonym verwendet. Besonders verwirrte mich, welche Rolle der Körper hier einnehmen sollte. Obwohl die Theorie der Psychoanalyse transparent gemacht hat, dass es psychosomatische Symptome gibt, bei denen sich im Körper etwas spiegelt, das von der Psyche herrührt, bleibt der Körper bei der „Talking Cure" auf der Strecke. Ich konnte Jahre der Psychoanalyse bequem damit verbringen, meinen Körper zu verachten und zum Teufel zu wünschen, allein die Ratio und Intellektualität hatten für mich einen Wert.

Es ist ein verbreitetes Phänomen, dass dem Verstand sehr viel Vertrauen entgegen gebracht wird, weil Logik eine (vermeintliche) Kontrolle über das eigene Leben verspricht. „Verstandes-Entscheidungen" waren lange Zeit in der gesellschaftlichen Wertung deutlich positiver beurteilt als „Bauch-Entscheidungen", die eher als gefühlsduselig und irrational betrachtet wurden. Dem Körper fühlen sich zudem viele Menschen ausgeliefert, er scheint Dinge zu tun, die nicht beherrschbar und kontrollierbar sind – Krankwerden zum Beispiel. Er ist auch, wie er ist, und dient als Gradmesser für den Vergleich mit anderen und für Bewertung, die sich bei vielen Menschen als Abwertung äußert.

Dieses Abgeschnittensein vom Körper war für mich jahrzehntelang Programm. „In der Kurzformel ‚sich ausblenden' beziehungsweise ‚den Körper ausblenden' sind drei verschiedene Aussagen zusammengefasst: dem Körper die Aufmerksamkeit entziehen; sich gegen ihn entscheiden; seinen Signalen keine Beachtung schenken. Abhängig davon, wie stark Sie von sich selbst abgeschnitten sind, wartet der Körper dann mit immer massiveren Reaktionen auf, wie: Freudlosigkeit, verminderte Vitalität, Unwohlsein, Benommenheit und Schmerz", schreibt Deepak Chopra in seinem Buch „Heilung" (im Original: „Reinventing the Body, Resurrecting the Soul"). In dieser Trennung ist vielleicht auch die Erklärung zu finden, warum so viele Menschen heute bei den Anforderungen, die das (Berufs)-Leben stellt, über ihre Grenzen hinaus gehen.

„Ihr Körper aber spürt es immer, wenn ihm keine Beachtung geschenkt wird oder er in einem unvorteilhaften Licht wahrgenommen wird. Dem Körper keine Beachtung zu schenken ist allerdings für die meisten Menschen zur Gewohnheit geworden. Bedenkenlos wird er über Gebühr belastet und strapaziert – ist es nicht einfach so, dass wir heutzutage im Leben starkem Stress ausgesetzt sind, der sich unserer persönlichen Kontrolle entzieht?", fragt Chopra. Sich auf den eigenen Körper einzustimmen ist aus seiner Sicht der Weg, um rechtzeitig zu spüren, dass etwas nicht stimmt, bevor der Körper zu drastischeren Maßnahmen greifen muss. Achtsamkeit ist der Schlüssel dazu.

Den Körper lieben lernen

Vor einiger Zeit hatte ich eine Beziehung, die damit endete, dass mein Freund mich nicht mehr berühren und mit mir schlafen konnte. Ich wusste, dass es bei ihm um ein altes Muster ging, das er bereits seit mehreren Beziehungen durchlebte – es hielt mich jedoch nicht davon ab, zu glauben, dass ich es verändern könne und mich so selbst damit zu verletzen.

Eines Tages saß ich auf meinem Bett, betrachtete meine Brust und dachte daran, wie sie sich wohl fühlen musste, so verschmäht. Ich fühlte Mitgefühl und stellte mir so etwas verträumt vor, dass ich sie verteidigen würde gegen so einen Blödmann, wie man einen geliebten Menschen gegen Ablehnung von anderen in Schutz nehmen würde. Im nächsten Gedanken wurde mir klar, dass ich meine Brust – und auch meinen ganzen Körper – immer schon so mies behandelt hatte, wie eben dieser Ex-Freund es tat.

Dann stellte ich mir vor, wie es für mich war, einen anderen Körper zu lieben: zum Beispiel in Beziehungen mit geliebten Männern. Mir fiel auf, dass ich die Körper dieser anderen Menschen stets bedingungslos liebte. In meinen Augen waren sie in jeder Hinsicht perfekt, und gerade das, was als Imperfektion gelten würde, ein Muttermal, eine Narbe, eine Speckfalte an der „falschen" Stelle, machte sie mir noch liebenswerter und besonderer, ja, war mir vielleicht sogar das liebste überhaupt an diesen Körpern. Ich fühlte hinein in diese Liebe für einen anderen Körper, das warme, freundliche Gefühl. Dann fragte ich mich, warum ich dieses Gefühl nicht meinem eigenen Körper entgegenbrachte. Ich trauerte ein bisschen um all die Jahre, die mein Körper meine Missachtung erleben musste und bat ihn um Verzeihung. Einige weitere Jahre später entdeckte ich, dass ich eine sehr tiefe und innige Beziehung zu meinem Körper haben konnte: Als ich die Methode Focusing kennenlernte und begann, mit meinem Körper Kontakt aufzunehmen und von ihm Erkenntnisse oder Lösungswege gezeigt zu bekommen, die mein Verstand mir nicht hätte eröffnen können.

Die Darstellung von Chopra brachte für mich erstmals echtes Licht in die Angelegenheit von Körper und Geist und nannte Gründe, den Körper wertzuschätzen und anders wahrzunehmen. „Wir müssen unseren Körper neu erfinden. Erst der Körper ermöglicht Ihnen ein sinnvolles Leben. Ohne ihn können Sie nichts erleben, keinerlei Erfahrung machen. Daher sollte auch Ihr Körper Bedeutung tragen und von Sinn erfüllt sein“, schreibt Deepak Chopra. Diesen Sinn sieht er in der Verbindung von Körper und Seele. „Jede Aktivität der Seele wird in einen körperlichen Prozess umgesetzt. Darin besteht das in Vergessenheit geratene Wunder: Die unsichtbare, der materiellen Welt scheinbar so ferne und von ihr getrennte Seele ist im Grunde der Schöpfer des Körpers“, erklärt der Arzt auch.

Einige Wochen nach der Krebsdiagnose begann ich damit, abends vor dem Einschlafen im Bett zu sitzen und eine Reise durch meinen Körper zu machen. Ich konzentrierte mich mit geschlossenen Augen auf jedes einzelne Organ, versuchte an die Stelle zu fühlen und bedankte mich dann dafür, dass dieses Organ so perfekt und wunderbar arbeitet. Damit ich ein genaueres Bild bekam, wo Nieren, Leber, Magen, Gallenblase, Schilddrüse, Bauchspeicheldrüse, Thymusdrüse und so weiter sind, schaute ich mir mehrfach anatomische Abbildungen an.

Natürlich spürte ich so auch in meine Brüste hinein und bedankte mich bei ihnen. Das machte ich über einige Wochen hinweg und ich hatte das Gefühl, dass es mir wohltat. Dankbarkeit ist ein wunderbares Gefühl. Später begann ich damit, in meinen Körper hineinzufühlen, um mir näher zu kommen.

Übung für den Kontakt zum Körper

- Die Augen schließen und mit der Aufmerksamkeit in die Bauch- oder Herzgegend gehen

- Dem Verstand kurz sagen, dass er jetzt eine wohlverdiente Pause machen darf und ihm für all seine Arbeit danken

- In den Körper hinein fühlen. Es kann sein, dass eine leichte Übelkeit hochkommt oder ein aufgeregtes Gefühl im Bauchraum

- Tief atmen und weiter spüren, was an Gefühlen kommt

- Diesem Bereich im Körper sagen, dass man die Aufregung und die anderen Gefühle wahrnimmt und dass sie okay sind

- Wenn die Gedanken wandern, wieder mit der Aufmerksamkeit in den Körper zurückkehren

- Solange mit der Aufmerksamkeit im Bauchraum verweilen, bis ein Gefühl von Entlastung, Frieden, vielleicht auch Heiterkeit und Kraft eintritt

- Dann langsam wieder zurückkehren

Die Erfahrungen, die man bei dieser Übung macht, können ganz unterschiedlich sein. Manchmal kommt eine starke Unruhe oder gar Übelkeit hoch, doch wenn man diese zulässt und tief ausatmet, kommt danach in der Regel etwas anderes. Einige Jahre später habe ich entdeckt, dass ich mit dieser Übung, die ich mir aus verschiedenen anderen Erfahrungen und Anleitungen zusammengereimt hatte, versehentlich ganz nah an eine Praxis geraten war, die der Lehre des indischen Gurus Ramana Maharshi ähnelte. In einer angeleiteten Meditation, Satsang, wurde mir schließlich der Zusammenhang klar. Obwohl tausend Gedanken auftauchten, mein unterer Rücken begann, unfassbar wehzutun, und dann meine Arme wie verrückt juckten, blieb ich dabei, ruhig zu werden und mich nach innen zu versenken, die Ablenkungen nicht zu beachten. Die Anleitung bezog auch den Körper mit ein, und zog die Wahrnehmung in den Körper. Schließlich forderte der Meditationslehrer uns auf, uns zu unserem tiefsten Selbst zu begeben. Ich nahm einen dunklen Tunnel wahr, der nach unten führte. Bevor ich in den Tunnel hinein und durch ihn hindurch konnte, gab es noch eine ganze Menge Widerstände. Schließlich jedoch klappte es, ich gelangte in den Tunnel und landete schließlich in einem orangefarbenen, warmen Kern, meinem Selbst. Sehr wach und bewusst konnte ich dort für eine gewisse Zeit bleiben und eine große Wärme spüren, Wohlgefühl und Verbundenheit, denn alles, der Raum, die anderen Menschen, die Bäume vor dem Fenster waren Teil dieses orangefarbenen Gewebes. Hinterher schilderten wir unsere Wahrnehmungen und waren uns einig, wie sonderbar es doch ist, dass diese Ebene uns so nah ist und wir gleichzeitig in der Regel einfach nichts von ihr wissen oder auch nur ahnen. Als Kernfrage gab uns der Meditationslehrer mit: Was willst du wirklich? Und mir wurde noch einmal ganz klar, dass es diese tiefe innere Verbundenheit ist, die mir am allerwichtigsten ist, und die ich auch in vielen Dingen fühlen kann, für die ich mich begeistere, für die ich „brenne“.

Diese alten Anleitungen gehen davon aus, dass das Göttliche immer auch ein Teil von uns ist. Das tiefere Selbst, oder die eigene Seele, im indischen „Atman“ genannt, ist für uns alle erreichbar. Ich bin sicher, es ist nicht nötig, dafür an Gott zu glauben. Ich persönlich habe nicht viel für Religionen übrig. Statt des „Göttlichen“ bevorzuge ich die Vorstellung vom „Universum“. Deepak Chopra beschreibt eine Sichtweise, die ich sympathisch finde: Das Universum entfaltet sich selbst über uns, lernt durch uns alle möglichen Spielarten experimentell kennen. Die universelle Erfahrung, die gemacht wird, wenn ein Mensch in der Stille jenseits von Gedanken in das eigene Selbst eintaucht, ist die Erfahrung von Verbundenheit. Eine häufig gewählte Metapher lautet, sich wie ein Tropfen im Ozean zu fühlen. Hier wird erfahrbar, dass alles mit allem verbunden ist, alles eins ist. Deshalb heißt diese Lehre auch die Lehre der Nicht-Dualität. Das prägende Alltagsgefühl besteht ja oft gerade darin, losgelöst und abgeschnitten von allen anderen zu sein, ein Einzelkämpfer, vielleicht gerade noch im Familien- oder Freundeskreis verbunden. Erleuchtung oder vielleicht besser das „Aufwachen“ sind uns allen jederzeit zugänglich – wie es schon Buddha beschrieb.

Den Widerstand überwinden

Der Weg der Achtsamkeit in den Körper oder in ein Gefühl hinein wird oft von einem heftigen Widerstand begleitet. Eine Erklärung dafür lautet, dass sich das Ego mit allen Mitteln gegen seine Auflösung sträubt. Auch in der folgenden Schilderung wird dieser große Widerstand sehr deutlich.

Brandon erzählt in ihrem Buch „The Journey“ von ihrer Reise zur Gesundheit. Ein wichtiges Element ihres Weges besteht darin, sich fünf Tage allein zurückzuziehen, Telefon leise gestellt und von der Welt abgemeldet. Zuvor war der Tumor schon kleiner geworden, nachdem sie im Rahmen einer therapeutischen Massage einigen mit dem Tumor verbundenen

Gefühlen auf den Grund gegangen war. Im persönlichen „Schweige-Retreat“ will sie einem Ratschlag folgen, den sie von einer Seminarleiterin gehört hat: „direkt in das Herz eines Gefühls zu gehen und zu entdecken, was in seinem Kern verborgen lag. […] Gleichgültig, welche Emotionen hochkamen, ich würde nicht von der Stelle weichen, ich würde einfach präsent sein, die Emotion ganz fühlen und mich in ihren innersten Kern tragen lassen“. Bei diesem Versuch, ein Gefühl zu spüren, kommt zunächst Panik auf, aber Bays ist entschlossen, nicht aufzugeben: „So saß ich also in dem Sessel, hielt mich an den Armlehnen fest und erlaubte mir, die volle Wucht der Angst zu fühlen. Meine Hände waren schweißnass und mein Körper war wie von der Angst überflutet. Als ich diese Angst willkommen hieß und mich nicht gegen sie wehrte, begann ich nach innen zu sinken. Ich sank in eine Einsamkeit – eine Einsamkeit, die so tief war, dass es schien, als ob der ganze Raum von Einsamkeit erfüllt sei“. Nach der Einsamkeit kommt eine Gefühlsschicht der Verzweiflung und der Hilflosigkeit. „Gerade als es so aussah, als würde mich die Verzweiflung verschlingen, spürte ich, wie ich noch tiefer in eine darunter liegende Schicht sank, doch dieses Mal schien ich am Rande von etwas zu stehen, das wie ein Abgrund aussah – ein schwarzes Loch, ein absolutes Nichts. Panik breitete sich in mir aus, während mein ganzer Körper in kalten Schweiß ausbrach. Ich hatte das Gefühl, sterben zu müssen, wenn ich ‚dort hinein‘ gehen würde“, schreibt Bays. Ihre Beschreibung verdeutlicht sehr gut den Widerstand, auf den man sehr häufig trifft, wenn man in das tiefe, eigene Selbst „hinabsteigen“ will. Es ist eine Hürde, die das Ego aufbaut, weil seine Kontrollinstanz auf dieser tiefen Ebene nicht mehr funktioniert und es Angst vor seiner Auslöschung hat.

„Ich erstarrte. Ich steckte völlig fest und weigerte mich, auch nur einen Schritt weiterzugehen. Falls von mir verlangt würde, mich in diese Schwärze totaler Vernichtung und Auslöschung zu begeben, war ich nicht bereit, weiterzumachen – egal, was die Lehrerin gesagt hatte. Also stand ich innerlich einfach nur da, erstarrt am Rand von etwas, von dem ich sicher war, dass es meinen Tod bedeutete – oder zumindest den Tod von Brandon, so wie ich sie kannte. Die Panik war überwältigend. Tränen liefen mir über die Wangen, meine Hände krampften sich um die Armlehnen des Sessels", berichtet Bays weiter. Nach einer Weile wird das Gefühl der Panik zu Erschöpfung, sie bleibt jedoch an diesem inneren Ort.

> „Schließlich tauchte eine Frage in meinem Innern auf: ‚Was, wenn ich diesen Ort nie mehr verlassen könnte und für alle Zeiten hier feststecken würde?' Und in diesem Moment geschah etwas. Es war, als ob mein Wille endlich kapitulierte, und ich gab auf. Ich spürte, wie ich ins Leere fiel... durch das Nichts hindurch, bis ich mich in einem Meer von Frieden wieder fand, den Worte nicht beschreiben können. Der ganze Raum um mich herum war erfüllt von Frieden, strahlte Frieden aus. Ich war Frieden und gleichzeitig war ich alles in diesem Raum. Frieden und eine unbeschreibliche Liebe schienen den Raum zu erfüllen. [...] Ich war in meine eigene Seele gefallen. Und meine Seele ist alles, was ist. Ich fühlte mich grenzenlos, unbeschränkt, ewig, zeitlos – ich hatte das Gefühl, als ob das, was ich war, über die Grenzen des Universums hinausging, wobei sich das ganze Leben in mir abspielte."

Die Autorin erklärt sich dieses Erleben später so, dass sie durch eine Reihe von Gefühlsschichten gefallen ist, die sie normalerweise davon abhalten, ihr wahres Selbst zu spüren. Diese Erfahrung bleibt ihr nachher auch weiterhin ganz präsent.

In Verbindung mit der Ergründung und Auflösung von (gesundheitlichen) Problemen kann der Körper auf ganz unterschiedliche Art und Weise als Tor zum inneren Wissen genutzt werden. Brandon Bays schreibt noch mehr über die schon angesprochene Erfahrung, die sie in einer Massagetherapie-Sitzung gemacht hat. Sie will sich der Botschaft ihres gutartigen Tumors stellen und geht – tiefenentspannt durch die wohltuende Berührung der Masseurin – mit der Wahrnehmung in ihren Körper. „Wieder einmal machte ich die Erfahrung, dass die Zeit stillstand – meine Sinne total wach, doch mein Geist völlig ruhig, mit einer Präsenz von Frieden, die sich unendlich weit anfühlte, grenzenlos", beschreibt Bays dieses Gefühl. Während der Massage macht die Therapeutin den Vorschlag, dass Brandon Bays in den Tumor hineingehen und sich dort umschauen könnte. Die Autorin berichtet:

> „Als ich in das Innere meines Uterus gelangte, gefiel mir überhaupt nicht, was ich dort vorfand. Es sah ziemlich erschreckend aus und mehr als einmal dachte ich: ‚Ich mache lieber, dass ich hier wegkomme. Ich will das alles gar nicht sehen.' Doch meine innere Weisheit erinnerte mich daran, dass ich aus einem bestimmten Grund hier war, also betete ich noch einmal um den Mut, mich den Dingen zu stellen, denen ich mich stellen musste. Ich war mir sicher, dass ich etwas finden würde, dessen Anblick ich nicht ertragen konnte. Während ich im Innern des Tumors ‚herumging', kam ich zu einem Bereich, der besonders dunkel erschien. Als ich mich dieser Gegend näherte, konnte ich ein ausgeprägtes Angstgefühl spüren, das von den Wänden ausstrahlte".

In diesem Augenblick kam ihr ein Trauma aus ihrer Kindheit in den Sinn, das sie bereits als psychisch aufgearbeitet und erledigt angesehen hatte. Als sie klein war, ertrank ihre Schwester im Meer und die Eltern hatten ihr Unglück an den anderen Geschwistern ausgelassen. Obwohl ihr Verstand einwirft, diese Erinnerung sei abgehakt und nicht wichtig, schlägt die Massagetherapeutin vor, sich alles anzuschauen, was mit dieser Erinnerung im Tumor verknüpft ist. Bays beschließt, nicht auf den zweifelnden Verstand zu hören, sondern sich weiter auf den Körper einzulassen. Sie erlebt das schlimme Geschehen noch einmal aus der Perspektive des kleinen Mädchens, das sie war, und bemerkt nicht nur, wie sehr sie schon damals zugunsten anderer ihre eigenen Gefühle unterdrückt hatte, sondern auch, wie extrem das Gefühl von Hilflosigkeit für sie gewesen war. Tränen kommen, und die Massagetherapeutin schlägt vor, sich in der Vorstellung mit allen Beteiligten um ein Lagerfeuer zu setzen und darüber zu sprechen, ihnen die wahren Gefühle zu zeigen und herauszufinden, warum die anderen Personen so gehandelt haben, wie sie es taten. Bays beschreibt, dass sie in dieser Vorstellung sowohl als kleines Mädchen als auch als Erwachsene anwesend ist, und ihr jüngeres Ich tröstend auf den Schoß nimmt. „Ich hatte nicht gewusst, welche starken Gefühle mein jüngeres Ich bezüglich dieser alten Erinnerung hegte. Es schien, als hätte mein kleines Ich eine Menge unausgedrückter Schmerzen mitzuteilen", so die Autorin. Auf Nachfrage der Massagetherapeutin nimmt sie wahr, dass auch danach der Prozess noch nicht abgeschlossen ist. „Wieder fühlte ich, wie ich mich erneut öffnete und vertraute und mich der Ruhe in meinem Innern hingab – ich wusste, die Antworten würden von dort kommen. Während sich die Ruhe immer weiter in mir ausbreitete, verstummte mein denkender Verstand und ich war erneut von Ehrfurcht ergriffen angesichts des wunderbaren Friedens, der von meiner Seele auszustrahlen schien. [...] Aus den Tiefen der Stille schienen die Worte auftauchen: ‚Du musst deinen Eltern vergeben'." Im nächsten Schritt versammelt Bays noch einmal im inneren Bild alle Beteiligten um das Lagerfeuer und verzeiht ihren Eltern aus der Perspektive ihres kindlichen Ichs. Wieder kommen Tränen, schließlich nimmt sie in ihrem Herzen wahr, dass die Sache nun endlich erledigt ist. Bays schreibt: „Meine Gedanken kamen vollständig zur Ruhe, als Stille den Raum zu erfüllen schien. Als ich so auf dem Massagetisch lag, empfand ich auf einmal eine subtile, spürbare Energie, die durch meine Arme und Beine und dann durch meinen ganzen Körper strömte. Irgendwo tief in meinem Innern wusste ich, dass die Heilung des Tumors begonnen hatte."

Kapitel 7 –

Focusing und Bewegung

"I want to live where soul meets body
And let the sun wrap its arms around me
And bathe my skin in water cool and cleansing
And feel, feel what it's like to be new"

Deathcab for Cutie: Lyrics von "Soul meets Body"

Focusing: Das Körperwissen erkunden

Der Körper verhilft uns zu einem neuen Zugang zu uns selbst. Eugene T. Gendlin hat eine einfache Vorgehensweise entwickelt, mit dem Körper in Kontakt zu gelangen. Gendlin, damals Professor für Psychologie und Philosophie an der Universität von Chicago, hatte in einer Untersuchung der Frage, warum eine Therapie für manche Patienten erfolgreich ist, für andere aber nicht, die Mitschnitte vieler Therapiegespräche analysiert. Diejenigen Patienten, die oft schon ganz am Anfang innehielten um nachzuspüren, wie sich eine problematische Situation im Körper anfühlt gehörten immer zu den Therapiegewinnern. Meist verstummten diese Patienten für einen Moment und suchten dann nach den passenden Worten, um ihr jeweiliges Gefühl zu beschreiben. Das brachte Gendlin auf die Spur des Körpers und zur Überzeugung, dass sich erlernen lässt, was die erfolgreichen Patienten quasi von Haus aus mitbrachten. Beim „Fokussieren" rücken die Gefühle im Körper in den Blick, dürfen da sein und wahrgenommen werden.

Therapieformen, die auf die Einbeziehung der Körperweisheit setzen, werden meines Erachtens deshalb immer ungleich dynamischer und hilfreicher sein, als Therapieformen, die nur aufs Reden setzen. Angelika Kopečný, Focusing-Therapeutin und Autorin, beschreibt die Wirkweise von Focusing so: „Die Antworten des Körpers beruhen auf der Summe aller Erfahrungen und verweisen immer auf den nächsten Schritt in Richtung Wachstum und Selbstwerdung, sie sind ein innerer Kompass". Im Anhang B berichtet sie darüber, wie sie im Dialog und Einklang mit ihrem Körper zum Beispiel die Entscheidungen getroffen hat, welche medizinischen Angebote sie bei ihrer Brustkrebserkrankung annehmen wollte.

Ann Weiser Cornell beschreibt in ihrem Buch „Focusing – der Stimme des Körpers folgen" mit Anleitungen und Übungen sehr gut verständlich, wie sich die Methode direkt anwenden lässt. Sie erklärt, dass wir oft Gefühle haben, die wir einfach wegdrücken: ein ungutes Gefühl im Bauch vor einem wichtigen Telefonat oder eine zugeschnürte Kehle, eine Anspannung im Nacken. Diese Gefühle nicht mehr zu missachten, sondern sie anzunehmen, zu würdigen und ihnen zuzuhören, ist die Basis des Focusing. „Dabei gestatten Sie sich genau dann, wenn Sie das Körpergefühl zu Wort kommen lassen, offen zu sein für die Tiefe und den Reichtum ihrer ganzen Person", erklärt Cornell.

„Focusing heißt, seinem Körper auf behutsame, annehmende Weise zuzuhören und die Botschaften anzunehmen, die das Innere einem sendet. Es ist ein Prozess, bei dem man seine innere Weisheit respektiert und sich der unterschwelligen Wissensebene bewusst wird, die durch den eigenen Körper zu einem spricht", so lautet Cornells Definition. Wenn man seinen Körper zu Wort kommen lasse, ergäben sich daraus Erkenntnisse, körperliche Entspannung und positive Veränderungen im Leben. „Man versteht sich selbst besser, man fühlt sich besser, und man richtet sein Leben eher so ein, wie man es eigentlich gern hätte", schreibt die Autorin.

Wenn man seinen Körper fragt, wie ein Schmerz aussieht oder auch ein Tumor, dann ergeben sich oft Bilder, beispielsweise konnte ich meinen Tumor als kleine, blaue, sehr kalte Faust sehen, die mir das Leben abdrückt. Diese Bilder haben eine große Aussagekraft, weil sie tief im Selbst wurzeln. Man kann sich an ihnen festhalten, sie fühlen und so leichter an ihre Bedeutung herantasten, die sich ohne geistige Anstrengung offenbart. Hier ein Beispiel für eine Focusing-Sitzung auf eigene Faust: Auf der Suche nach dem Grund für meine Sucht nach abendlichem Essen und Naschen, fühlte ich vor einiger Zeit ein unangenehmes Gefühl im Magen, eine Leere, die gefüllt werden wollte. Dazu kam ein Bild, ein unterirdisches Verließ mit gewölbten Decken. Als ich mich traute, hineinzuschauen, fühlte es sich schlimm an in meinem Körper, da waren großer Schmerz und Panik. Zugleich wurde sehr deutlich, dass es sich nicht um meinen Schmerz handelte. Ich war an einem Ort, einem kleinen Wäldchen, dass ich als kleines Kind oft mit meiner Urgroßmutter aufgesucht hatte. Ich realisierte plötzlich ganz deutlich, indem viele bisher in meinem Kopf separat gebliebene Wissensbausteine über die Lebenssituation meiner Urgroßmutter endlich ineinandergriffen, in welch bitterer Enttäuschung sie so viele Jahre gelebt hatte. Es kamen auch die Urgroßeltern väterlicherseits ins Bild, die Flucht und Verlust erlebt hatten. Schließlich mein Vater, der als Kind so viel verloren hatte. Ich riss mental die Decke des Verlieses ab, das sich auf einer Wiese voller Gestrüpp befand. Alle „Geister", die dort eingesperrt waren, konnten im hellen Tageslicht davon eilen. Ich pflanzte sanftes Gras in die so entstandene Senke. In den nächsten Wochen war das Bedürfnis, abends viel zu essen, für eine Weile verschwunden. Ich dachte noch oft an diese friedliche, grasbewachsene Senke und ihre Bedeutung für mich.

Der Ablauf

Focusing lässt sich sowohl allein, als auch mit einem Therapeuten oder einem Freund, einer Freundin praktizieren, die sich mit der Methode auskennen.

Für den Einstieg ist es hilfreich, sich mit ein bisschen Zeit, am besten mindestens zwanzig Minuten, an einen ungestörten Ort ohne Telefonklingeln zurückziehen. Einen Moment zur Ruhe kommen, bewusst atmen. Dann in den Körper hinein fühlen, mit der Aufmerksamkeit in den Brust- und Bauchraum, vielleicht auch in den Hals gehen. Wenn die Gedanken jede Ruhe verhindern, ist es hilfreich, mit der Übung „Ballast abwerfen" aus Kapitel 4 zu beginnen.

Wir begrüßen unser Inneres liebevoll zum Beispiel mit einem kleinen „Hallo". Dann laden wir das ein, was da ist, indem wir fragen: „Was braucht denn jetzt gerade meine Aufmerksamkeit?". Anstatt aber irgendwie zu bohren oder zu fordern, brauchen diese Gefühle manchmal etwas Zeit, Geduld und Vertrauen, um sich zu zeigen.

Wenn es um ein konkretes Thema geht, kann man auch nach der Begrüßung fragen, wo im Körper denn dieses Problem spürbar ist.

Sobald ein Gefühl wahrnehmbar wird, begrüßen wir es und sagen ihm, dass wir es wahrnehmen. Wenn es ein aufgewühltes, schlimmes Gefühl ist, dann versichern wir ihm, dass wir merken, wie es ihm geht. Dann beschreiben wir das Gefühl, indem wir versuchen, das passende Wort oder Bild dafür zu finden. Dieses Gefühl bezeichnet Eugene Gendlin als „Felt Sense", Körperempfindung. Manchmal kommt bei der Suche nach einer Beschreibung eine sehr schnelle Antwort, hier lohnt es, weiter zu verweilen, weil es vielleicht zunächst eher eine Antwort des Verstandes ist. Ungeduldig eine Antwort zu fordern, hilft leider nicht viel. Weiser-Cornell spricht von einem

„scheuen Reh", dem man sich ja auch besonders zart und behutsam nähert, um es nicht zu verschrecken.

Sobald das Gefühl zufriedenstellend beschrieben ist, also eine kleine Idee von „aha, genau, das stimmt" auftaucht, verändert es sich im Körper. Manchmal reicht sogar schon die reine Anerkenntnis des Gefühls, damit sich etwas entspannt, das drückt sich häufig in einem tiefen, erleichternden Ausatmen aus. Jede Erkenntnis, die im Körper spürbar wird, nennt Gendlin Body Shift. Nachdem das Gefühl also erkannt wurde – was praktisch immer körperlich wahrnehmbar ist – schaut man nach, was als nächstes auftaucht. Auch für dieses Gefühl wird wieder eine passendes Wort oder Bild gesucht. Durch diesen Prozess, in dem wir von einer deutlich spürbaren Erkenntnis zu nächsten gelangen, verändert sich unser Körpergefühl und unsere Einstellung zu unserem Problem, bis hin zu dessen Lösung – auch wenn bei manchen Themen vielleicht mehrere Sitzungen notwendig sind.

Wenn ein Schritt vollzogen ist und sich der Körper entspannt, ist es eine gute Idee, diese Entspannung einen Moment zu genießen.

Von großer Wichtigkeit ist dabei, dass wir beim Identifizieren eines Gefühls nicht in das Gefühl hinein tauchen, also zum Beispiel bei Traurigkeit tief in diese hineingehen. Wir nehmen sie wahr, leisten aber stattdessen dem Gefühl Gesellschaft, wir setzen uns sozusagen interessiert dazu. Manchmal lohnt es sich auch zu fragen, ob wir uns dazusetzen dürfen. Erst durch diese empathische, aber neutrale Begleitung, wie man sie zum Beispiel auch einem aufgewühlten Freund geben würde, entsteht die Möglichkeit, dass sich das Gefühl verändert, entwickelt und uns zu den Erkenntnissen führt.

Mit behutsamen, freundlichen Fragen, für deren Antwort wir ganz entspannt viel Zeit lassen, kann dann das Gefühl weiter erforscht werden, das zu einem spezifischen Problem oder

Thema gehört. Wenn das Gefühl zum Beispiel als Angst beschrieben wurde, rät Weiser-Cornell zu fragen: „Sag mal, was macht dir denn so Angst?"

Wenn man das Gefühl hat, dass es Zeit ist, mit dem Focusing aufzuhören, am besten nach einem Body Shift, lässt man seinen Körper wissen, dass man zum Ende kommen möchte. Sobald man soweit ist, das Erreichte vielleicht noch ausgekostet hat, verabschiedet man sich liebevoll und verspricht wiederzukommen.

Focusing verändert die Selbstwahrnehmung

Heute, nach einigen Jahren, in denen ich ab und an mit Focusing Probleme gelöst habe, bemerke ich plötzlich hin und wieder ein unwohles Gefühl im Bauchraum, eine Rastlosigkeit, die sich hektisch anfühlt und mir bewusst macht, dass ich mit Gewalt gegen irgendetwas anlebe. Ich wette, diese Gefühle waren auch vorher da und hielten immer tapfer ihre Hinweisschilder hoch. Aber ich war so stumpf, dass ich nicht einmal realisiert habe, welche Gefühle ich da hatte. Das verblüfft mich am meisten, dass es komplett normal ist, so weit von sich selbst entfernt zu sein. Heute versuche ich dann manchmal trotzdem, diese Gefühle im Bauch- oder Brustraum wegzudrücken: „Mann, jetzt nicht! Was soll das denn schon wieder?". Davon gehen sie natürlich nicht weg. Irgendwann erinnere ich mich dann. Ach ja, ich muss die Gefühle ja einfach nur zulassen, sie wahrnehmen, freundlich mit einem kleinen Hallo begrüßen und fragen, wie sie sich anfühlen, was sie gerade brauchen. Schon im Moment des Anerkennens macht sich eine kleine Entspannung und Erleichterung in meinem Körper breit. Wenn die Situation es wirklich nicht hergibt, verspreche ich meinem Körper, mich später diesen Gefühlen zu widmen. Manchmal reicht es aber auch, kurz im Auto sitzen zu bleiben oder in der Toilette zu verschwinden und nachzuspüren: Was bist du denn für ein Gefühl? Manchmal weiß ich, dass „der

Haussegen“ in der Beziehung zu mir selbst schief hängt. Ich fühle mich haltlos, weit entfernt von mir selbst, meiner inneren Stärke. Über kurz oder lang nehme ich mir dann zum Glück doch die Zeit für Focusing. Vor kurzen hatte ich mich kurz nach einer schweren Erkältung um einen ernsten Krankheitsfall in der Familie gekümmert und war mir über all dem selbst ganz fern geworden und ins Schwimmen geraten. Ich fragte in mich hinein, und es wurde deutlich, dass ich den Schrecken des Krankheitsfalls gar nicht zugelassen hatte. Dieses Gefühl durfte jetzt aufsteigen und sich damit auflösen. Dann fühlte ich etwas wie einen schmerzenden Panzer zwischen den Schulterblättern. Ich hatte bei einer anderen Focusing-Sitzung bereits erfahren, dass dieser Panzer für Abwehr zuständig ist. Diesmal spürte ich den Panzer, der sich wie bei einem Reptil anfühlte, und leistete dem Gefühl Gesellschaft. Es fühlte sich an wie ein extrem großer Druck. Doch durch was entstand der Druck? Vor meinem inneren Auge erschien ein Zugabteil. Nach kurzer Ratlosigkeit kam das Wort „Tempo“. Klar, ich hatte schon seit einiger Zeit das Gefühl, dass mein Tempo zu hoch war, ich eigentlich langsamer und weniger machen wollte, bisher hatte ich das aber immer als albern und wehleidig abgetan. In diesem Moment fiel das Gefühl des Panzers von mir ab, ein echter Aha-Effekt. Meine Erkenntnis: weniger und langsamer machen dürfen.

Körper in Bewegung

Eine neue Nähe zum Körper kann auch durch das Entdecken eigener Bewegungen entstehen. Es gibt sehr viele Ansätze, von der klassischen Gymnastik über leistungsorientiertes Yoga bis hin zu Aerobic-artiger Fitness, bei denen das Ausführen Übungen im Vordergrund steht. Dabei gilt es, möglichst zügig dem Vorturner hinterherzukommen oder eine bestimmte Übung mitzählend vielleicht zwanzig Mal zu machen. Ein ganz neues Bild entsteht, wenn man sich mit seiner Gymnastikmatte allein zurückzieht, vielleicht mit einer Kerze im Winter oder einer schönen Blume im Sommer eine besondere, stille Atmosphäre schafft, und zunächst einige tiefe, bewusste Atemzüge nimmt, bei denen erst in den Bauch, dann in den Rippen- und zuletzt in den Brustbeinbereich ein und in der umgekehrten Reihenfolge ausgeatmet wird. Dann geht es darum, einfach zu schauen, wie sich der Körper bewegen möchte. Vielleicht sind da noch ein paar früher erlernte Übungen dabei. Vielleicht möchte der Körper sich nur auf der Matte strecken, vielleicht braucht der Rücken ein bisschen Massage, dafür können auf dem Rücken liegend die Knie Richtung Bauch gezogen und mit den Händen umfasst werden, zugleich beginnt man in einer wiegenden Bewegung vor und zurück zu rollen, sodass man mit diesem Schwung bis zum Sitzen kommen kann. Indem man im Liegen die Beine aufstellt und das Becken anhebt, kann man den Nacken mit kleinen, ruckelnden Bewegungen auf der Matte lockern. Auf der Seite liegend sich vor und zurück zu drehen, langsam das Körpergewicht auf den jeweils unten liegenden Bereich wirken zu lassen, bewegt die Oberschenkel- und Hüftmuskulatur. Besonders wichtig ist dabei, ganz achtsam zu bleiben, was sich gut anfühlt, und nicht in Ehrgeiz zu verfallen oder Bewegungen zu zählen.

Der Körper hat durchaus eine eigene Meinung, was ihm wohltut. So lässt sich vieles an Spannung im Rücken, den Hüften oder den Oberschenkeln lockern und wegmassieren. Einfach mal ausprobieren: Dieses Experiment kann überraschende Stärke, ein Gefühl von Selbstermächtigung und Lebendigkeit verleihen.

Unter den vielen Möglichkeiten, sich zu bewegen und damit seinem Körper etwas Gutes zu tun, möchte ich das Kundalini-Yoga hervorheben. Dieser Ansatz der viele tausend Jahre alten Bewegungsabläufe und Praktiken setzt genau auf diese innere Weisheit des Körpers und auf die Aktivierung der im Körper verborgenen Energie. Mittlerweile lässt sich die Wirksamkeit vieler Übungen auch durch wissenschaftliche Erkenntnisse belegen. Eines der wichtigsten Mantren, die dabei gesungen werden, bringt die spezielle Philosophie auf den Punkt: Ong namo guru dev namo. Übersetzt aus dem Sanskrit heißt das in etwa: Ich grüße die kreative Energie, die mich aus dem Dunkel ins Licht führt. Ich verneige mich vor der Weisheit, die mir innewohnt. Das häufig verwendete Mantra Sat Nam steht für „mein wahres Ich", meine „wahre Identität".

Vieles im Kundalini Yoga erscheint Neulingen äußerst seltsam. Zum Beispiel ist oft die Rede vom dritten Auge, durch das man schauen soll. Ich finde diese leicht absurde Forderung erfrischend und ein bisschen lustig. Sie gibt mir das Gefühl, dass es noch sehr viel zu entdecken gibt und dass meine Quellen, an Erkenntnis zu gelangen, noch bei weitem nicht ausgeschöpft sind. Auch beim gemeinsamen Singen der Mantren passieren interessante Dinge: In diesen Momenten verschmelzen meine Stimme und die Stimmen der anderen Kursteilnehmer zu einem ungewohnt fühlbaren Klang und das verdeutlicht mir die Erkenntnis, dass wir alle eins sind.

Aus meiner Sicht ist das Besondere am Kundalini Yoga, dass Praktizierende grundsätzlich aufgefordert sind, bei jeder Übung genau in den Körper hinein zu spüren und die Bewegungen nur so zu machen, dass sie sich für den Körper gut und richtig anfühlen, nicht über die eigenen Grenzen hinauszugehen, weil man unbedingt mithalten will. Zugleich zielen einige Übungen darauf ab, bis zu einem bestimmten Punkt durchzuhalten. Das kann ein gutes Gefühl bringen, trotzdem gilt, stets genau nachzuhorchen, ob es für den Körper noch stimmig ist und sich trotz Anstrengung gut anfühlt oder ob es einfach nur Quälerei ist. Quälerei bedeutet, dass bereits respektlos eine Grenze überschritten wurde. Eine Kundalini-Stunde besteht immer aus Aufwärmübungen und einem Set von Übungen, die einem bestimmten Thema gewidmet sind, zum Beispiel der Verdauung, der Balance oder bestimmten Organen.

Am Ende folgt eine Ruhephase, die aufgrund der vorherigen Bewegung häufig in eine Tiefenentspannung führt, in der Kräfte aufgetankt werden.

Ein besonders schöner Aspekt beim Kundalini Yoga ist die Meditation. „Was hält mich davon ab, ganz die zu sein, die ich bin?" ist eine typische Frage für eine kurze Meditation innerhalb einer Sequenz von Übungen. Manchmal wird am Anfang bei den Atemübungen Pranayama (die Zusammenführung von Körper und Geist durch den Atem) gefragt: „Was ist das Thema, dem du diese Übungen widmen willst? Welches Wort, welches Thema kommt als erstes in deinen Sinn?". Mit dem nächsten Atemzug verankert man dieses Motto in jeder Zelle des Körpers. Mit dem übernächsten Atemzug verankert man wir das Thema in seinem Herzen. Allein in solchen Kategorien zu denken, in den Körper und das Herz hinein zu spüren, trägt dazu bei, einen neuen Umgang mit dem Körper zu finden.

Am Ende der Stunde wird oft folgendes Mantra gesungen, das sich wohltuend und schützend anfühlt: May the long time sun shine upon you / all love surround you and the pure / light within you guide your way on. Auf Deutsch: Möge die ewige Sonne auf dich scheinen, alle Liebe dich umhüllen und das reine Licht in deinem Innern dir den Weg weisen.

Kapitel 8 –

Keine Angst mehr haben. Auseinandersetzung mit dem Tod

> „Gerade wie du, wenn dir ein Gott gesagt hätte: ‚Du musst morgen sterben, sicher aber übermorgen', es nicht mehr für wichtig halten würdest, ob du morgen oder übermorgen stürbest – falls du nicht gänzlich minderwertig bist – denn wie gering ist der Unterschied! – so mach dir auch klar, dass es keinen großen Unterschied macht, ob du in hundert Jahren stirbst oder morgen. [...] Und wenn du dreitausend Jahre lebtest oder gar zehnmal so lange, denk trotzdem daran, dass niemand ein anderes Leben verliert als das, was er lebt, und nicht ein anderes lebt als das, was er verliert. Es kommt daher das längste mit dem kürzesten auf dasselbe hinaus. Denn das Gegenwärtige ist für alle gleich und das Verlorene ist nicht unser eigen, und was wir verlieren erscheint so nur als Moment.
>
> Marc Aurel (121-180 unserer Zeitrechnung)

Ein Leben mit Angst ist einfach nichts wert – das ist zumindest meine Meinung. Wenn jede freudvolle Minute nur geborgt erscheint und immer eine Drohung im Raum steht, was soll das für eine Lebensqualität sein? Auch muss dann alles in Kauf genommen werden, was vermeintlich für das Weiterleben hilft, egal wie schmerzvoll und langfristig zerstörerisch es ist. Echte Freiheit, auch Entscheidungsfreiheit, ist nur ohne Angst möglich. Ich meine diese letzte, diese ganz große Angst vor dem Tod, die sich hinter so vielen anderen Ängsten verbirgt. Erst wenn tief drinnen der Tod als spannendes Erlebnis wahrgenommen werden kann, auf das man sich freut und das mit

Gleichmut betrachtet wird, ist die Arbeit getan. Sich diese Wahrnehmung immer wieder bewusst zu machen, bleibt eine dauerhafte Aufgabe.

Denn wer Angst hat, ist auf brutale und schreckliche Weise erpressbar. Und unfrei. Das ist der Nährboden, auf dem die Medizin dem Menschen begegnet, auf dem nach Strohhalmen gegriffen und verzweifelt auf den Arzt, die Studie, aber auch auf den Wunderheiler vertraut wird. „[...] wenn es um Heilung geht, geht es letztlich darum, die Angst vor Krankheit und Tod zu verlieren“, schreibt Clemens Kuby. Was wäre, wenn der Tod keine Angst machen würde?

„Angst ist ein schlechter Ratgeber“, weiß schon der Volksmund. Aber es ist schwierig, Alternativen zu denken und zu erkennen, wenn die Panik über einem zusammenschlägt. Wie Sogyal Rinpoche in seinem „Buch vom Leben und vom Sterben“ so richtig bemerkt, fehlt in der westlichen Welt weitgehend die Auseinandersetzung mit dem, was zum Leben dazu gehört, wie Geburt und Wachstum (eher positiv besetzte Aspekte), aber auch mit dem Tod. Mal ehrlich: Was die Leute von Nahtoderfahrungen berichten, die fast gestorben wären, klingt doch eher verlockend. Die meisten sehen ein helles Licht, manche treffen tote Verwandte, sehen ihr Leben Revue passieren, dabei überwiegt aber ein gutes Gefühl. Immer wieder gibt es auch Berichte, wie die Nahtoderfahrung das weitere Leben komplett zum Positiven verändert hat. Byron Katie schreibt in „Eintausend Namen für Freude“ über den Tod: „Was sollte am Sterben nicht in Ordnung sein? Jeden Abend schließen Sie die Augen und schlafen ein. Ich wüsste nicht, dass der Schlaf den Menschen Sorgen bereitet. Sie freuen sich darauf. So manchem ist dieser Teil des Lebens sogar am liebsten. Schlimmer wird es nicht, abgesehen von Ihrer Überzeugung, da wäre noch etwas anderes“. Auch Marc Aurel versucht, die Angst vor dem Tod zu nehmen, indem er mit den Abläufen der Natur argumentiert, auf „dass wir in allen Lagen den Tod guten Mutes erwarten, in der Überzeugung, dass er nichts anderes ist als eine Auflösung der Elemente, aus denen jedes Wesen aufgebaut ist. Wenn aber für die Elemente nichts Schlimmes darin liegt, dass jedes einzelne von ihnen ständig in ein anderes übergeht, warum sollte es einem da vor der Umwandlung und Auflösung aller grauen? Geschieht sie doch nach dem Lauf der Natur; nach dem Lauf der Natur aber geschieht nichts Schlimmes".

„Meine gesamte Erfahrung bringt mich zu der Überzeugung, dass man sich der Frage nach dem Tod stellen muss, um der Krankheit möglichst gut entgegentreten zu können", erklärt David Servan-Schreiber in „Man sagt sich mehr als einmal Lebewohl". Er meint, dass diese Frage alle an Krebs erkrankten Menschen beschäftigt, auch wenn sie nicht darüber sprechen. Doch ganz wichtig: Die Möglichkeit des Todes zu akzeptieren, bedeutet für David Servan-Schreiber nicht, angesichts der Krankheit aufzugeben: „Ich bin überzeugt, dass die Tatsache, mit sich selbst im Frieden zu sein und die eigene Endlichkeit zu akzeptieren, uns erlaubt, alle verfügbare Energie in den Dienst der Selbstheilungskräfte zu stellen".

Bei einer schweren Krankheit bekommt diese Auseinandersetzung mit dem Tod noch mehr Gewicht, denn die Angst kann auch verhindern, dass das für die Selbstheilungskräfte nötige Klima der Entspannung ermöglicht wird. Miriam Pielhau beschreibt das so: „Die Angst, das habe ich selbst erfahren, ist neben der bedrohlichen Krankheit der größte Feind. Nicht nur, weil es ein unbeschreibliches, schreckliches Gefühl ist, Todesangst ertragen zu müssen. Und das manchmal tagelang. Nein, Feind auch deswegen, weil Angst vor allem Unheil anrichtet. Zumindest dann, wenn wir nicht gerade in der Wildnis vor gefährlichen Tieren flüchten müssen und dann auf unsere Panikreflexe angewiesen sind. Angst knipst in unserem Körper das Notfallprogramm an".

Wer den Weg über seine Seele geht, erlebt wohl naturgemäß auch Zweifel, die wiederum fast immer mit der Angst vorm

Sterben verbunden sind. „Es besteht ein ständiger Konflikt zwischen dem Vertrauen in die Klärung und Aufarbeitung der seelischen Ursache einer Krankheit und der Angst vor dem Tod beziehungsweise der Verschlimmerung des Leidens. Mit der seelischen Aufarbeitung seines Leidens ist man meist allein. Dagegen erfährt die Angst vor dem Leiden große Unterstützung durch die Mitmenschen und Ärzte, sobald man die chemische Intervention weglassen möchte. Das macht es doppelt schwer, auf die Seele zu hören und zu verstehen, was sie einem mit den körperlichen Symptomen sagen möchte", erklärt Clemens Kuby in „Auf dem Weg in die nächste Dimension".

Doch für viele reicht es vielleicht nicht, sich hier auf die Angst vor dem Moment des Todes selbst zu beschränken. „Wie viele [...] habe ich Angst, zu leiden, aber keine Angst zu sterben. Was ich fürchte, ist unter Schmerzen zu sterben", berichtet Servan-Schreiber. Doch die Erfahrungen, die er bei der Begleitung sterbender Menschen während seiner langjährigen Tätigkeit im Krankenhaus gemacht hat, gibt ihm Hoffnung für den Sterbeprozess. Er berichtet über die Sterbenden: „Ich möchte fast sagen, ihr Tod verlief ‚sehr gut', und in dem Augenblick, als sie die Seele aushauchten, sahen sie in gewisser Weise ‚glücklich' aus. [...] Diese Beispiele erschienen mir immer als ermutigend, sogar tröstlich. Sie zeigen, dass Leiden nicht zwangsläufig dazugehört, entgegen der weit verbreiteten Vorstellung, dass Sterben wehtut, dass ‚der Gang durch die enge Tür' per se leidvoll ist".

Die Medizin ist nahezu perfekt in der Lage, Schmerzen mit Medikamenten und Opiaten auf ein erträgliches oder sogar nicht fühlbares Maß hinunter zu stutzen, auch bei den als besonders schmerzhaft geltenden Krebsarten. Allerdings ist Unterstützung in Form von Familienmitgliedern oder Freunden ganz wichtig. Sie müssen der Anwalt für den Sterbenden werden, und gegenüber dem Personal darauf bestehen, dass der Patient schmerzfrei gehalten wird. Klinik- und Altenheimpersonal hat hier oft nicht die richtige Einstellung und das nötige Bewusstsein. Wer sich für das Sterben bereit macht, kann seinen Ort wählen. Hospize sind dafür wohl sehr viel besser gerüstet als zum Beispiel Krankenhäuser, ihr Sinn ist es, den Abschied so leicht ertragbar wie möglich zu machen.

Auch Servan-Schreiber sorgt sich, ob er es schaffen wird, „gut" zu sterben. Es ist sehr berührend, wenn sein Bruder Émile im Nachwort schreibt: „An einer Stelle dieses Buches fragt sich David, ob sein Mut angesichts des Todes wohl ausreichen wird, und bittet uns um Vergebung, falls er an der Schwelle doch zittern sollte. Seien Sie versichert, dass er nicht gezittert hat. Er starb friedlich, begleitet von der Musik seiner ‚Playlist', die er für die Stunde seines Todes zusammengestellt hatte". Der Bruder schreibt auch über die letzte Lebensphase: „Er [David] beschloss, die Möglichkeiten dieses außergewöhnlichen Lebensabschnitts, der, wie er wusste, sein letzter sein würde, voll und ganz auszuschöpfen". Wer sich voll auf seine Sterblichkeit einlässt, dem Tod mit Neugier und aufgeräumt entgegensieht, wer mit anderen Worten jede Minute seines Seins auskostet, für den ist es im Grunde egal, wann er stirbt. Diese Erkenntnis würde jedem Menschen wohl tun, denn nicht nur die Krebskranken sterben eines Tages, sondern alle Menschen – wer weiß schon, ob er nicht morgen vom Auto überfahren wird. Wenn ein Abschiedsprozess ansteht, dann liegt die vielleicht größte Kunst neben dem Abschied von der Angst darin, leichten Herzens die Verantwortung abzugeben, nicht darunter zu leiden, dass andere für einen sorgen müssen. Es ist ein Positionswechsel, bei dem man mit zunehmender Schwäche vom aktiv Tuenden zum passiv Empfangenden wird. Ich möchte hier auf eine seltsame Wechselwirkung hinweisen. Nur indem man etwas von anderen annimmt, kann man diesen Menschen etwas ganz Wichtiges geben: Das tiefe, wundervolle Gefühl, für jemand anderen da sein zu dürfen, etwas für ihn tun zu können. David Servan-Schreiber sagt zudem über seine eigene Strategie, mit dem Sterben umzugehen: „Mein Rezept, um mir meinen Optimismus zu erhalten, besteht darin, mich auf das zu konzentrieren, was gut geht. Jeden Tag lasse ich die großen und kleinen Dinge Revue passieren, die mir Vergnügen oder Freude bereitet haben oder die einfach amüsant waren, und empfinde dabei Dankbarkeit. Ich kultiviere bewusst mein Gefühl der Dankbarkeit". Über seinen ebenfalls an Krebs erkrankten Freund, den wunderbaren französischen Schauspieler Bernard Giraudeau, schrieb Servan-Schreiber: „Ich bin sicher, dass er das Leben bis zum Schluss so genießen konnte, wie er es tat, weil er Frieden mit sich und dem Tod geschlossen hatte".

Die Angst bei der Routine-Untersuchung

Als ich zwei Jahre nach meiner Brustkrebserkrankung wieder einen Termin zur Mammographie hatte, kam die alte Angst noch einmal mit großer Wucht zurück. Was, wenn ich mit meinen ganzen Erkenntnissen falsch gelegen hatte? Wenn ich mein Leben noch nicht genug geändert hatte? Byron Katie hat auf ihrem Arbeitsblatt „Beurteile deinen Nächsten" ganz am Ende eine Umkehrung eingefügt, die zunächst absurd aussieht. Aus dem Satz: „Ich will nie wieder erleben, dass …" wird: „Ich freue mich darauf, wieder zu erleben, dass…". Am Abend vor meinem Termin machte ich The Work mit dem Gedanken: „Ich habe Angst, dass ich wieder in der Situation bin, in der mich eine Ärztin mitleidsvoll anschaut und mir sagt, dass ich einen Tumor habe". Vor allem quälte mich an der Vorstellung, dass ich dann wieder all diese schlimmen Gefühle auszuhalten hätte wie bei der ersten Diagnose, noch mehr jedoch, wie verheerend das für meine Familie wäre. Bei meiner Work verwendete ich dann diese Formulierung aus dem Arbeitsblatt. „Ich freue mich darauf, dass mir eine Ärztin wieder sagt, dass ich einen Tumor habe". Am nächsten Morgen ging ich spazieren und füllte diese Aussage mit Leben, indem ich Gründe dafür fand, dass diese Aussage wahr ist. Als ich in die Praxis ging, war ich entspannt und ruhig. Hätte die Ärztin mir gesagt, dass ein neuer Tumor da ist, hätte ich ihr – so fühlte ich es zumindest an diesem Punkt – aus voller Seele sagen können: „Sehr schön. Ich danke Ihnen für diese gute Nachricht".

Was danach kommt

Niemand kann sagen, was nach dem Tod kommt. Religiöse Menschen haben da ihre Ideen. Ich wüsste jedoch nicht, was für Atheisten dagegen spricht, sich auf der Basis des „Nichtwissens" den Raum für positive Überraschungen offen zu halten.

Die Frage, was nach dem Tod kommt, kann niemand letztgültig beantworten. Und braucht man wirklich eine Antwort darauf? Wichtig ist doch irgendwie vor allem zu wissen, dass der Tod an sich nicht schlimm ist, nur unsere Ideen vom Sterben sind manchmal schlimm. „Menschen, die wissen, dass es keine Hoffnung gibt, sind frei. Die Entscheidung liegt nicht in ihrer Hand. Das war schon immer so, aber manche Menschen müssen erst tatsächlich sterben, um das zu erkennen. Kein Wunder, dass sie auf dem Totenbett lächeln. Der Tod ist all das, was sie sich vom Leben erhofft hatten. Sie haben sich von der Wahnvorstellung gelöst, für etwas verantwortlich zu sein", sagt Byron Katie in „Eintausend Namen für Freude".

Als mein Vater nach heftigem Leiden und Kämpfen an Bauchspeicheldrüsenkrebs starb, kam ich gerade ins Zimmer. In einem Moment war er noch da, im nächsten konnte ich fühlen, wie das, was ihn ausgemacht hat – seine Essenz – seinen Körper verließ, sein Gesicht wirkte aufgeräumt. Es war eine ungeheuer beruhigende Erfahrung, wahrzunehmen, dass der Tod nicht schlimm ist. Ich konnte sehen, dass sein Körper da auf dem Bett lag, und das machte nichts. Denn zugleich konnte ich fühlen, dass sein Wesen aus diesem Körper fortgegangen war, und das fühlte sich sehr friedlich an. Ich muss nicht wissen, wohin es gegangen ist, mir reicht es, zu wissen, dass es nicht mit diesem Körper gestorben ist. Einige Jahre später bekam ich einen Anruf aus dem Krankenhaus: Meine Oma liege im Sterben und wenn ich Abschied nehmen wolle, müsse ich sofort kommen. Ich verbrachte ein Wochenende an ihrem Krankenbett. Sie aß und trank nicht mehr, hing auch nicht am Tropf. Sie öffnete nicht mehr die Augen, ihr Atem wurde immer erratischer, blieb zwischendurch immer länger weg. Ich hielt ihre Hand und war einfach da. Als ich am Montagmorgen nach einer kurzen Nacht wieder ins Krankenhaus kam, war meine Oma gerade dabei, aus dem Bett zu steigen. Sie wollte mal aufs Klo. Ich beschwor sie hektisch, nicht aufzustehen, immerhin hatte sie einen Katheder und die Schläuche waren am Bett festgemacht. Unfreiwillige Komik. Nach einigen Wochen hatte sie sich wieder ganz erholt – sie sollte dann noch sieben Jahre ganz gut leben, bis sie schließlich mit 91 Jahren starb. Ich fragte nach, wie es denn sein könne, dass die Ärzte gesagt hatten, sie würde sterben und es ja auch wirklich so aussah. Sie erklärte mir: Sie sei an einem so schönen Ort gewesen und habe sich wundervoll gefühlt. Dann habe ihr jemand gesagt, dass sie wieder zurück müsse. Sehr gegen ihren Willen habe sie sich dann im Krankenhaus wiedergefunden.

Über die Möglichkeit, dass Reanimationsmediziner das Phänomen der Nahtoderfahrungen erforschen, schrieb Fritz Habekuß 2015 in der „Zeit“: „Das Lager der Materialisten ist groß, und sie halten schon die Frage für unsinnig. Geist sei das Resultat reiner Hirnchemie, so ihre Ansicht. Wenn das Gehirn nicht mehr funktioniere, gehe der Geist nirgendwohin. Er verschwinde wie die Projektion eines Beamers, wenn der Stecker gezogen wird. Diesem Lager steht das der Spirituellen gegenüber. Für sie sind Nahtoderfahrungen ein Beweis für die Existenz Gottes oder einer anderen höheren Welt. Der Geist verhält sich ihrer Anschauung nach zum Körper eher wie das Fernsehprogramm zum Fernseher: Ohne Strom mag der Bildschirm erlöschen, das Programm aber existiert fort“.

Der Aachener Mediziner und Hochschullehrer Walter van Laack befasst sich ebenfalls mit Nahtoderfahrungen. Seine These lautet, dass „mein Selbst nicht zwingend an diesen Körper gebunden ist, dass es weitergeht nach dem Tod des Körpers", zitiert ihn die Zeitung „Die Welt“ 2012. Spannend für unsere Überlegungen bezüglich der Seele: Ein Verfechter der spirituellen Seite meint Habekuß zufolge, dass Nahtoderfahrungen unmöglich allein durch biochemische Vorgänge im Gehirn erklärt werden könnten, „und dass die Seele eine eigene Entität ist, vollkommen unabhängig von einem funktionierenden Gehirn“. Auch ohne Beweise bietet sich hier zumindest eine Reflektion an: Wir haben viel über die Seele gesprochen, das ganz bestimmte, tiefe Selbst, das jeden Menschen ausmacht, auch wenn es unter den Schichten von Ego und Anpassung vergraben ist. Vielleicht ist hier die Relation: Die Seele ist nicht Bestandteil des Körpers, aber sie wohnt im Körper. Der Geist ist nicht Bestandteil des Gehirns, aber er wohnt im Gehirn.

Die Angst vorm Sterben in Entspannung verwandeln

In unserer Angst vorm Sterben liegt auch ein großes Erkenntnispotential. Die Frage dazu lautet: Weswegen und für wen muss ich leben? Menschen mit Eltern, Partnern und/oder Kindern werden vor allem an diese Lieben denken, die zum Leiden und Schmerz verdammt erscheinen durch den eigenen Tod. Doch wie sieht es mit der wichtigsten, der zentralen Motivation aus, zu leben: Wie wichtig ist es, für sich selbst zu leben? Wenn das Nachforschen hier nur einen schwachen Klang ergibt, oder nur die Angst vor Schmerzen und dem Tod für das Leben spricht, ist dies sicherlich ein Zeichen, dass etwas grundsätzlich im Argen ist. Denn es reicht nicht aus, für andere oder aus Angst zu leben. Auch diese Überlegung ist wichtig: Will ich nicht sterben, weil ich mein Leben so genieße? Oder hat es mit Genuss wenig zu tun?

Um die Angst vor dem Tod zu entkräften, bedarf es eines Umdenkens, einer intensiven Reflektion. Am besten startet es sich mit einem Notizbuch und gezücktem Stift, so dass man sich auch später noch an den Erkenntnissen festhalten kann. The Work hilft dabei, die schmerzvollsten Gedanken zu überprüfen und mehr Frieden zu finden. Hier sind einige Anhaltspunkte, um sich dem Thema zu nähern:

- An was denke ich, wenn ich ans Sterben denke?
- Welche Erfahrungen wurden bisher mit dem Tod nahestehender Menschen gemacht? (Miterleben des Sterbeprozesses)
- Gibt es Wissen über Nahtoderfahrungen/eigenes Erleben?
- Wenn ich wüsste, dass ich demnächst sterben muss: Was sind die drängendsten Sorgen, was ist das Schlimmste daran? Mit diesen Gedanken lässt sich dann hervorragend „The Work“ machen.
- Focusing: Die Besorgnis um den Tod und das Altern im Körper erfühlen. Frage: Was bedeutet dieses Thema für meinen Körper?
- Es lohnt vielleicht auch, einen Schritt früher zu starten: Was denke ich über das Altern? Welche Befürchtungen gibt es? Auch hier kann die Gedankenüberprüfung ansetzen.

Kapitel 9 –

Die Säulen des Lebens: Arbeit, Beziehungen, Sex

Ein Klumpen Erde, in die Luft geworfen, zerbricht in Teile.
Wenn du nicht versuchst, zu fliegen,
und dich so selbst entzweibrichst,
wirst du vom Tod aufgebrochen,
wenn es zu spät ist für alles, das du hättest werden können.
Blätter werden gelb. Der Baum streckt frische Wurzeln aus
und macht sie grün.
Warum bist du so zufrieden mit einem Leben, das dich gelb färbt?

Mewlana Jalaluddin Rumi

Baustellen-Chancen

Bei der Erforschung einer schweren Erkrankung lohnt es sich, das ganze Leben mit all seinen Bereichen auf den Prüfstand zu stellen. Wenn es darum geht, etwas zu verändern, wieder lebendiger und neuer zu werden, dann ragen einige wesentliche Bereiche im Leben besonders heraus: Arbeit, Beziehungen (sowohl zur Herkunftsfamilie, den Kindern, als auch zu Partnern), Sex und Wohnsituation. Das sind häufig zugleich auch die Bereiche, in denen es ungeheuer schwer erscheint, etwas zu verändern. Den Beziehungen zur Familie, zum Partner, den

Kindern, Freunden und Kollegen sollte besondere Aufmerksamkeit gewidmet werden. Wie nährend sind diese Beziehungen? Handelt es sich noch um echte Zuneigung und Wertschätzung, oder um Gewohnheit und Ausbeutung? Bei der Arbeit geht es um die materielle Existenz, vielleicht sogar die Versorgung der Kinder oder anderer Familienangehöriger. Daran zu rühren, kann sehr schwierig sein. Wenn bei der inneren Erforschungsarbeit aber deutlich wird, dass die Arbeit die eigene Lebendigkeit unterdrückt, an den eigenen tiefen Interessen vorbeigeht oder uns von diesen abhält, sie nur sehr widerwillig und mit hohem emotionalen Aufwand erbracht wird, dann ist es Zeit für einen Wandel.

Es ist ganz spannend, dass die Arbeit ohnehin vor einer weiteren Zeitenwende steht. Und wer weiß, vielleicht haben wir schon in wenigen Jahren das bedingungslose Grundeinkommen und viel mehr Menschen können ihren innersten Interessen nachgehen. Unbemerkt von den meisten vollzieht sich gerade eine Revolution der Automatisierung, künstliche Intelligenz erlebt in Verbindung mit modernen IT-Technologien wie Cloud und Big Data eine exponentielle Beschleunigung und legt den Grundstein für eine Automatisierungswelle, die in den nächsten fünf bis zehn Jahren auch viele Wissensjobs hinwegfegen wird. Eine Studie der Uni Oxford geht für die USA davon aus, dass auf Basis von Algorithmen, Robotik und Sensorik rund 47 Prozent der Jobs innerhalb von 25 Jahren verschwinden. Zugleich kann die Wirtschaft nur prosperieren, wenn die Kaufkraft da ist. Das Geld muss also künftig anders als über Löhne und Gehälter umverteilt werden, weshalb auch zunehmend Chefs der großen Unternehmen wie Siemens oder der Telekom das bedingungslose Grundeinkommen fordern. Zunächst wird sich die Arbeitszeit vielen Experten zufolge verkürzen. Diese Überlegung mag derzeit noch etwas utopisch anmuten, sie sollte aber in die Zukunftsplanung mit einbezogen werden.

Schon 1994 lässt der amerikanische Kultautor Tom Robbins im Roman "Half Asleep in Frog Pajamas" seinen Protagonisten, den Ex-Börsenmakler Larry Diamond, Erstaunliches postulieren:

> „Diamonds Vorstellung von Job-Beratung besteht darin, dass er dir einen Vortrag darüber hält, wie veraltet und rückschrittlich im Grunde das lohnabhängige Angestelltendasein ist. In seinem gepressten, näselnden Ton erläutert er dir in aller Ausführlichkeit, weshalb Jobs im Kontext unserer Sozialgeschichte eine Aberration sind, eine krasse Fehlentwicklung. Seit einer Million Jahren ist die Erde von Menschen bevölkert, wie er sagt (du bist der Ansicht, dass er da irrt), doch erst seit den letzten 500 Jahren haben sie Jobs (auch das klingt nicht ganz zutreffend), relativ gesehen ein unbedeutender Zeitraum. Gearbeitet haben die Leute seit eh und je, erklärt er, aber Jobs – mit Chef und Gehalt, Urlaub und Kündigung – kennen sie erst seit ganz kurzer Zeit. Und mittlerweile, durch die Fortschritte der Kybernetik, der Robotik und Automation in allen Bereichen, sind die Jobs wieder am Aussterben. Im historischen Kontext waren Jobs nur eine vorübergehende Erscheinung."

Für die Psychologin Martha Beck bietet die neue technologische Welt mit ihren Möglichkeiten der Massenkommunikation und Internet-Vermarktungsmöglichkeiten völlig neue Voraussetzungen für Arbeit. „Solange Menschen ihr Geld aus rationalen Gründen verdienen, wird der eiserne Käfig der Gesellschaft sie gefangen halten, ihre Sehnsüchte und Unterschiede ausradieren [...]", zitiert Beck in ihrem Buch „Finding Your Way in a Wild New World" den Soziologen Max Weber. Sie schreibt:

> „Dieser Tage kollabieren die eisernen Käfige vieler Industrien und nehmen dabei die Jobs vieler Menschen mit sich, die ihr Glück für vermeintliche wirtschaftliche Sicherheit getauscht haben. Der Wandel erreicht einen Umfang und eine Geschwindigkeit, die nur wenige soziale oder wirtschaftliche Institutionen unverändert lassen. Die wilde, fluide Welt des 21. Jahrhunderts bedeutet, dass man sich nicht nur von seinem eisernen Käfig befreien kann, sondern muss. Freiheit für das tiefe und wahre Selbst ist essentiell,

um in dieser seltsamen, beispiellosen Zeit zu gedeihen, in der Authentizität gleichbedeutend ist mit Aufmerksamkeit, die zunehmend einen Wert an sich darstellt – was wiederum Wohlstand entspricht".

Um herauszufinden, welche Fähigkeiten am besten zur persönlichen Erfüllung geeignet sind, rät die Psychologin, zu überlegen, für welche Dinge man aus eigenem Antrieb und Leidenschaft heraus 10.000 Stunden geübt hat. Das entspricht sechs Stunden am Tag über fünf Jahre oder drei Stunden am Tag für zehn Jahre. (Wenn man jünger ist, kommt man natürlich noch auf andere Zahlen.) Diese „Deep-Practice" kann praktisch alles sein, vom Kochen, Lesen, Gärtnern, Radfahren, Fotografieren, Organisieren bis hin zum Flugzeuge bauen. Und was dann? „Finde einen neuen Weg. Ein besseren Weg. Deinen Weg. Der unbekannte, nicht eingezeichnete Pfad durch diese wilde neue Welt, der dir – in deiner Einzigartigkeit – erlaubt, das ganze Maß deiner wahren Natur geltend zu machen", sagt Beck. Vielleicht stellt sich heraus, dass die eigenen, intensiv praktizierten Beschäftigungen im Vergleich mit dem Können anderer nicht professionell genug wirken. Zum Beispiel, wenn es um Sport, Musik oder Kunst geht, und Können oder Talent faktisch oder im eigenen selbstkritischen Blick nicht auszureichen scheinen, um damit Geld zu verdienen. Warum aber nicht mal eine Zeit lang diese Leidenschaften von allen Seiten begutachten, auch das zunächst verrückt Erscheinende gedanklich zulassen, selbst wenn es nicht nach genügend Einkommen aussieht? Vielleicht reicht es nicht zu einer Gesangskarriere, aber dazu, ein kleines Ensemble zusammenzubekommen und Auftritte zu organisieren, zum Beispiel könnte der eigene Arbeitseinsatz auf Spendenbasis honoriert werden. Vielleicht kann man damit beginnen, andere Sportler zu coachen oder im Stadtpark eine Gruppe aufmachen, die sich dort trifft und Übungen an der frischen Luft macht. Oder kleine Törtchen backen, die sich auf dem Markt verkaufen lassen. Seine eigene Kollektion nähen und sie über Plattformen wie Dawanda oder Etsy vertreiben. Vielleicht geht man noch mal studieren. In dieser Phase dreht sich alles darum, sich Ideen und Inspiration zu erlauben. Oft ist schon dieses Zulassen ein Schlüssel, um sich belebter zu fühlen.

Die Beispiele in LeShans Buch „Diagnose Krebs: Wendepunkt und Neubeginn“ haben oft mit einem beruflichen Richtungswechsel zu tun. Dabei hörte der Therapeut von Krebskranken immer wieder die Theorie, dass sie gesellschaftlich nicht mehr anerkannt sein und nicht mehr geliebt werden würden, wenn sie dem Sound ihrer eigenen „Lebensmelodie“ folgten. Doch das sind schlicht und einfach falsche, teilweise auch sehr bequeme Wahrnehmungen; die Illusion, die das Eigentliche vernebelt. „Bei allen Betroffenen, mit denen ich gearbeitet habe, war ihre Melodie sowohl für sie selbst wie auch für andere durchaus akzeptabel, sie konnte im Rahmen unserer Gesellschaft voll ausgespielt werden (auch wenn man seinen Lebensunterhalt verdienen musste), und sie verbesserte und vertiefte ihre Beziehungen zu anderen“, berichtet Lawrence LeShan.

Eine andere faszinierende Übung, um herauszufinden, was man im tiefsten Inneren machen möchte, geht so: Stellen Sie sich vor, eine Fee kommt in den Raum und erklärt, man dürfe frei wählen, welche Arbeit man am allerliebsten machen würde. Was wäre das, ganz frei von der Leber weg? Diese Übung kann man immer wieder einmal machen, bis man sich sichererer geworden ist. Vielleicht ist zunächst der Wunsch nach einer Pause, nach Nichtstun und nichts tun müssen übermächtig. Dann gilt es, gewohnte Sichtweisen in Frage zu stellen und auch unorthodoxe Wege zu finden, zum Beispiel Crowd Funding fürs Gesundwerden.

Natürlich macht es auch Sinn, sich die bestehende Arbeit genau anzuschauen. Manchmal sind es vor allem die eigenen Gedanken und Überzeugungen dazu, die problematisch sind. Zu den typischen Schwierigkeiten, deren Überwindung auch dem alten Job zu neuem Glanz verhilft, gehören: zu viel Stress, Druck und Überforderung, die Angst, nicht zu genügen oder vielleicht gefeuert zu werden, zu viel Verantwortung, die Überzeugung, als einziger die Aufgaben hinzubekommen, ein gefühlter Mangel an Respekt und Wertschätzung. Martha Beck verweist immer wieder auf die Notwendigkeit des „Rest and Play“ – Ausruhen und Spielen. Sich Pausen zum Verträumtsein zu gewähren und zu schaffen, ist ein ganz wichtiger Baustein auf dem Weg in die Gesundheit. Inspirieren lassen kann man sich dabei zum Beispiel vom Autor Tom Hodgekinson. In seiner „Anleitung zum Müßiggang“ stellt er fest:

> „Bummeln ist ein direkter Akt der Auflehnung gegen die trockenen Lebensphilosophien, die uns auf der Schule und bei der Arbeit eingebläut werden, der Gedanke: Leiden jetzt, Vergnügen später. Nun, diese Art zu denken ist jedem Müßiggänger ein Gräuel. Er kann nicht bis morgen warten. Er glaubt, dass das Aufschieben des Vergnügens einer imaginären stabilen Zukunft zuliebe ein bourgeoises Märchen ist. Daher beschließt er, den Tag zu nutzen, und reißt aus. Bummeln ist ein Ausdruck des individuellen Willens gegen die Unterdrückungsmaschinerie. Bummeln ist Leben im Jetzt, es ist Freiheit, es ist zugleich ein Tritt in den Hintern der Autorität und ein Vergnügen an sich.“

Making Love

Wir befinden uns bisher erst auf dem Weg zur Gleichberechtigung von Frau und Mann, viele von uns sind immer noch verdammt nah dran an Zeiten und Denkweisen der Unterdrückung, die weit bis in die sechziger, siebziger Jahre hineinreichten, und sich vor allem in manchen Dorfgesellschaften bis heute fortsetzen. Erst in den Neunzigern wurden Abtreibungen straffrei und die Vergewaltigung in der Ehe zur Straftat. Aus den Zeiten der Nicht-Gleichberechtigung stammt die Überzeugung, dass die Frau für den Haushalt verantwortlich ist – auch neben dem Sorgen für die Kinder und ihrem eigenen Beruf. Diese Art der Unterdrückung gilt für viele Frauen noch heute, sie ist tief verinnerlicht.

Alte Strukturen von Unterdrückung machen sich auch in der Sexualität und in Beziehungen immer noch, wenn auch oft unbewusst, bemerkbar. „Ich bin mit der Stimme in meinem Inneren verheiratet. Jede Ehe ist eine Metapher für diese Ehe. Wenn ich eine Verpflichtung eingehe, dann gegenüber meiner eigenen Wahrheit – nichts ist höher, nichts niedriger", sagt Byron Katie. Die innere Stimme wird meiner Erfahrung nach allzu oft weit hinter die Räson von Beziehungen und ihren vermeintlichen Notwendigkeiten gestellt.

Auch die Emanzipation hat mit der parallelen Entwicklung von Sex als Ware nicht gerade alle Frauen und Männer darauf gebracht, Sex als Austausch der Herzen und nicht nur der Körper zu entdecken. Die körperliche Liebe und erfüllende Liebesbeziehungen sind jedoch essentiell für die Lebenslust und das Gefühl von Lebendigkeit. Studien zeigen, dass Menschen in schlechten Partnerschaften deutlich mehr zu schweren Krankheiten neigen, als Menschen in guten oder selbst gar keinen Beziehungen. Wenn Krieg, Groll und Enttäuschung herrschen, bleibt das nicht ohne Auswirkungen.

Deshalb ist mein Vorschlag, diese Themen insbesondere unter die Lupe zu nehmen und zu prüfen, wie es um sie bestellt ist. Meine Lesetipps: Diana Richardson vermittelt in „Zeit für Liebe: Sex, Intimität und Ekstase in Beziehungen" einen ganz neuen Umgang mit Sex. John Welwood verdeutlicht in „Durch Liebe reifen" den merkwürdigen Spiegeleffekt, dem Paare unterliegen: Das, was einen am anderen am meisten kränkt oder der andere einem vermeintlich nicht geben will, lässt sich immer auf eigene Themen zurückführen und lösen.

Wenn es um das Überleben geht, dann ist die Zeit von Rücksichtnahme auf den Komfort und die Gefühle anderer vorbei. Dann ist es Zeit, sich den wahren Wünschen und Sehnsüchten zu stellen, sich etwas zu trauen und sich selbst endlich das zu geben, was die Seele braucht.

Mit der Beschreibung meiner „Genesungsgeschichte“ möchte ich zeigen, wie sich schrittweise ein eigener Weg zur Gesundheit herauskristallisiert und wie mit der Zeit das Vertrauen in diesen Weg wächst und stark genug wird, um gesund zu bleiben.

Anhang A – Dennys Geschichte

Da ist was in der Brust

Es ist ein grauer Tag, alles fühlt sich nebelig an. 3. November 2010. Ich bin gerade von einer Pressereise nach Neu Delhi zurück. Das Taj Mahal und die Fünf-Sterne-Hotels habe ich wie durch eine Membran erlebt. Hier innen bin ich, nach draußen bin ich abgeschirmt, in Watte gepackt, sehr weit weg von mir. Ein Zustand, den ich gut kenne, aus meiner Jugend, vielleicht sogar schon Kindheit, als Erwachsene aus den Zeiten mit meiner Herkunftsfamilie. Kurz vor der Reise nach Indien hatte ich relativ weit oben in meiner linken Brust einen Knubbel gefühlt, der vorher nicht da gewesen war. Ich kam drauf, nachzufühlen, weil es an dieser Stelle einen kleinen, piekenden Schmerz gab. Eine befreundete Ärztin meinte, es sei sicher nichts Schlimmes, ich solle es aber doch mal prüfen lassen. Nach meiner Rückkehr suche ich nun also direkt meine Frauenärztin auf, sie klingt besorgt und schickt mich weiter zur Mammografie. Zufällig bekomme ich gleich einen Termin für einige Stunden später. In einem sehr tauben Zustand warte ich. Dieses Gefühl endet mit einem Paukenschlag, als die streng gekleidete Ärztin mir ohne Umschweife sagt: „Das ist bösartig, Sie haben Brustkrebs. Das muss sofort operiert werden“.

Ich wanke aus der Praxis, setze mich draußen auf eine Bank und rufe meinen Freund und meine Mutter an. Das ist ernst. Ich erlebe eine nackte Panik, die mich überschwemmt. Der vorrangige Gedanke: Was soll aus meiner neunjährigen Tochter werden? Aus meiner Mutter, meinen beiden Omas? Wir sind eine reine Vier-Generationen-Frauen-Familie, seit mein Vater 2004 an Bauchspeicheldrüsenkrebs gestorben ist, und ich bin doch für alle verantwortlich, oder? Die Panik schlägt mir auf den Magen. Ich habe Angst, zu sterben. Ich habe schreckliche Angst, dass mir die Brust abgenommen wird.

Mein Freund kommt und bleibt für einige Tage mit in meiner Wohnung. Es ist eine Maisonette-Wohnung, in dieser Situation plötzlich ohne Privatsphäre. Wenn ich über die Krankheit sprechen will, muss ich in den Flur gehen und mich auf die Treppe des Vierfamilienhauses setzen, damit mein Kind erst mal nichts mitbekommt. Die befreundete Ärztin sagt zu mir am Telefon: „Du wirst deine Tochter bestimmt noch aufwachsen sehen. Es gibt heute genug Methoden, den Tod noch Jahre hinauszuzögern“. Es ist als Trost gemeint, schickt mich jedoch auf den Horrortrip schlechthin. Ich habe also nur noch einige Jahre zu leben, und meine Brust muss sicher ab.

Ich bekomme eine Erkältung und fühle mich noch mieser. Abends, wenn ich nicht einschlafen kann, stelle ich mir vor, dass es eine Art Ritze in der Zeit gibt – wie wenn man einen Teppich hochhebt und sich eine Öffnung auftut – in die ich hineinkriechen kann, die losgelöst ist von dem wilden Sturm furchtbarer Ängste und Gefühle, in dem ich mich die ganze Zeit befinde. So wie man sich als Kind unter dem Tisch versteckt hat.

Eine Bekannte rät mir zum St. Gertrauden-Krankenhaus, dort habe ich gleich nach der Mammographie einen Termin vereinbart. Eine Woche später gehe ich dorthin, mit großer Übelkeit im Magen. Es folgen eine Biopsie und die Aussage, dass in einigen Tagen das Ergebnis da sei, Genaueres aber immer erst bei der OP selbst gesagt werden könne. In der Zwischenzeit kommt mir The Work von Byron Katie in den Sinn, ich hatte mich damit schon länger befasst und einige Zeit zuvor einen Workshop besucht.

Damit gelingt es mir, mich innerlich zu beruhigen. Ich kann sehr genau fühlen, dass mein Körper mir ein Zeichen gibt, dass ich endgültig aufhören muss, ihn so zu missachten, und dass ich mein Leben stark verändern muss. Es gibt einen Gedanken, der mir am meisten wehtut, mich schier zerreißt. Jedes Mal, wenn ich ihn denke, muss ich weinen. „Wenn ich sterbe, mache ich mein Kind unglücklich und zerstöre sein Leben“. Damit mache ich schließlich The Work.

Stimmt das? Ja.

Kann ich mir hundertprozentig sicher sein, dass das wahr ist?

Zuerst antworte ich mit „Ja“. Aber bei der Gedankenüberprüfung geht es um die Wahrheit. Ich habe schon früher die Erfahrung gemacht, dass man sich bei dieser Frage ganz offen machen und wahrhaftig sein kann. Kann ich wirklich in die Zukunft sehen und wissen, was meinem Kind auf seinem Lebensweg widerfahren wird? Trauer ist Teil des Lebens, sehr viele Menschen führen ein gutes Leben, trotz ihrer Verluste.

Ich antworte also: Nein. Ich kann mir nicht absolut sicher sein, dass mein Sterben meine Tochter unglücklich macht und ihr Leben zerstört.

Wie fühle ich mich, wenn ich diesen Gedanken glaube?

Ich werde wahnsinnig vor Schmerz. Ich will meine Tochter um jeden Preis vor Leid beschützen und jetzt werde ich selbst die Person, die ihr weh tut. Ich werde extrem verzweifelt. Ich wende mich von ihr ab, weil ich so tief in meinem Schmerz verstrickt bin, damit bin ich schon jetzt keine gute Mutter mehr.

Wer wäre ich ohne diesen Gedanken?

Ich wäre so lange eine liebevolle, entspannte Mutter, wie ich lebe. Ich wäre frei, mich auf mich und meine Gesundheit zu konzentrieren.

Eine Umkehrung lautet: Wenn ich sterbe, mache ich mein Kind nicht unglücklich und zerstöre nicht ihr Leben.

Grund: Das stimmt. Sie wird den Kummer überwinden. Ich habe ihr sehr viel gegeben und sie trägt das als Kraft in sich. Außerdem hat sie eine zweite Familie mit ihrem Vater, dessen Frau und ihrem Bruder. Sie wird niemals eine Waise sein, sondern ist gut aufgehoben und geliebt in dieser Familie.

Vor allem diese Umkehrung macht einen tiefen Eindruck auf mich. Ich bin nicht unverzichtbar. Ich kann das Leben meines Kindes nicht zerstören. Eine unglaubliche Last fällt von meinem Herzen.

Eines Tages mache ich einen Ausflug mit meiner Tochter. Wir sitzen auf einer riesigen Hüpfburg unter dem grauen Novemberhimmel und ich bin so dankbar und glücklich, zu leben, ich bin sicher, dass ich eine neue Chance zum Leben habe.

Eine kalte, blaue Faust

Eine Freundin schenkt mir zwei Sitzungen bei Angelika, einer Focusing-Therapeutin, die ihr selbst schon sehr geholfen hat. In Angelikas Praxisraum sitze ich auf dem Sofa und soll in meinen Körper hinein spüren. Sie will, dass ich der Brust sage, dass ich merke, etwas ist nicht in Ordnung, dass ich ihr das liebevoll sage. Ich soll die Brust fragen, wie sie sich fühlt und wie der Tumor aussieht. Sie fühlt sich nicht gut, und der Tumor ist eine kleine, blaue, kalte geballte Faust, antwortet meine Brust. Dieses Bild ist so wahr, dass ich ihr einfach glaube. Ich sehe einen Stein über meinem Herzen und erinnere mich daran, dass ich seit zwei Jahren abends beim entspannten Vorlesen, wenn ich meine Tochter ins Bett bringe, immer das Gefühl habe, nicht genug Luft zu bekommen, einfach nicht richtig durchatmen zu können. Das muss der Stein gewesen sein, der mein Herz so spürbar verdunkelt hat, der immer größer und schwerer wurde. In dessen Schatten schließlich der Tumor gewachsen ist. Lebendigkeit, Kreativität und Licht sehe ich als kleinen, goldenen Vogel, der vom Stein niedergedrückt wird. Zum ersten Mal in meinem Leben wird mir klar, dass es ein Wissen jenseits des Verstandes gibt, vielleicht ein Wissen im Körper.

Das Ergebnis der Biopsie lautet: Es ist Krebs, ein eher aggressiver Krebs sogar, es muss operiert werden und dann sieht man weiter. Wie sind meine Chancen? Das könne man nicht sagen. Manche Frauen hätten es mit der OP hinter sich, ein Drittel der Patientinnen würde wiederkommen. Wir vereinbaren einen OP-Termin Ende November. Ich gehe dorthin in diesem speziellen Zustand, abgeschaltet, völlig rational ergeben in alles, was ich laut Schulmedizin über mich ergehen lassen muss. Ich hinterfrage das nicht; ich hatte mich nie wirklich mit Krebs auseinandergesetzt. Überleben müssen, koste es, was es wolle. Das ist der aus der Panik geborene, nicht hinterfragte Plan.

Es ist schlimm im Krankenhaus, aber ich bin still, nett und tief in mich zurückgezogen. Die nette Frau neben mir hat Unterleibskrebs, sie war vor zwei Jahren operiert worden, jetzt ist der Krebs zurück. Sie hat einen Friseursalon, in dem sie auch während der Chemo weiterarbeitete, und einen sehr fürsorglichen Mann, um den sie sich viele Sorgen macht. Und sie hat große Angst. Im anderen Bett liegt eine Frau, die angeblich Krebs hat, aber niemand kann scheinbar genau sagen, welchen. Sie ist schon durch mehrere Kliniken gescheucht worden und vollkommen verunsichert. Die Tagesschwester behandelt die Patienten wie kleine Kinder, was tröstlich ist, aber auch erschreckend entmündigend. Ich halte mein Byron-Katie-Buch wie einen Schutzschild in der Hand und finde eine gewisse Ruhe in der Überprüfung all der schlimmen, angstvollen Gedanken, die in mir aufsteigen. Am Tag vor der OP muss ich in eine Praxis in Kreuzberg fahren, um die Lymphknoten markieren zu lassen, die entsprechende Technik ist aus irgendeinem Grund nicht im Krankenhaus vorhanden. Dort liege ich wie ein Lamm auf der Schlachtbank, während der Arzt mir unsägliche, tiefe Spritzen mit langen Nadeln rund um die Brustwarze der betroffenen linken Brust gibt, um das Kontrastmittel zu verabreichen, das den Wächterlymphknoten in der Achselhöhle markiert, der bei der OP mit entfernt werden soll.

Das einzige, was mir gefällt, ist das Aufwachen aus der Narkose. Eine Zeitlang habe ich ein so gemütliches Gefühl. In den nächsten zwei Tagen muss ich im Krankenhaus bleiben und laufe mit einer H&M-Tüte durch die Gegend, in die ich den Schlauch mit einer durchsichtigen Flasche für die Wundflüssigkeit gestopft habe. Das ist auf gruselige Art lustig. Am Tag nach der OP fangen meine Schulter und der Bereich Richtung Wirbelsäule an, total zu schmerzen. Wieder zuhause wird es immer schlimmer mit diesen Schmerzen, ich gehe zur Osteopathin und schließlich zu einer Schmerzambulanz. Offenbar wird man während der Narkose in eine sitzende Position gebracht und dann wieder hingelegt. Dabei war man offenbar nicht sehr sanft mit mir umgegangen, was dazu führte, dass ein Nerv eingeklemmt wurde. Dieser unglaubliche Schmerz sollte mich über zwei Monate beschäftigen. Danach hatte und habe ich immer wieder Taubheitsgefühle im rechten Arm, die höchst eklig sind. Außerdem ist ein gut daumennagelgroßes Loch neben der Narbe, in der zudem beim Entfernen wohl ein Stück Faden übersehen wurde, dort bleibt eine knubbelige rote Stelle. Das Loch kann mir niemand so recht erklären, vielleicht eine Verbrennung, meint ein Arzt. Es wird auch nichts dazu gesagt.

Die medizinische Höchststrafe wird verkündet und angenommen

Eine Woche nach der OP folgt die Verkündung der Diagnose. Ich bin innerlich ganz sicher, dass alles wieder gut ist, deshalb ist sie niederschmetternd: Ich soll sechs Monate adjuvante Chemotherapie machen, Bestrahlung und Antihormontherapie. Zwar ist der Tumor noch knapp unter 2 Zentimetern gewesen, weil es ein besonders bösartiger Krebs ist, der Her2-neu-Wert 3+, soll ich zusätzlich auch über ein Jahr lang Herceptin bekommen. Die Höchststrafe also. Die Formel für dieses Inferno: pT1c G3 pN0(0/1sn) L0 V0 R0.

Im Krankenhaus nehme ich mir eine Liste von Privatpraxen mit, in denen man Chemo machen kann, und finde eine Gynäkologin in meinem Bezirk Pankow. Die Praxis, die Schwester und die Ärztin sind angenehm. Ich rechne mir aus, wenn ich vierzehn Tage nach der OP direkt anfange, kann ich mit der Chemo im Mai fertig sein, dann sechs Wochen Bestrahlung machen und genau in den Sommerferien in die Reha gehen, wenn mein Kind Ferien hat und bei seinem Vater sein kann. Dieser Aspekt steht für mich absolut im Vordergrund. Und ich denke noch nicht mal darüber nach, dass es hier doch jetzt vielleicht mal nur und ausschließlich um mich gehen sollte.

Der Schmerz in meiner Schulter ist auch Thema in den Focusing-Sitzungen mit Angelika, die ich einmal die Woche weiterführe. Als ich die Stelle in meiner Schulter frage, was das für ein Schmerz ist, kommt wieder ein Bild: Eine Maus rennt in einem Laufrad, ewig, sie kann nicht aussteigen. Das ist eine perfekte Beschreibung meines Lebens der letzten Jahre: Verantwortung, immer geben, anderen alles geben, nichts darf für mich übrig bleiben. Diesen Gedanken untersuche ich schließlich schriftlich in Bezug auf meine Rolle als Mutter:

Ich muss absolut alles von mir geben, ich darf nichts für mich behalten, sonst bin ich keine gute Mutter und mein Kind wird unglücklich.

Stimmt das? Ja.

Kann ich mir hundertprozentig sicher sein, dass das wahr ist? Nein.

Wie behandele ich mich und andere, wie fühle ich mich, wenn ich diesen Gedanken glaube? Ich werde aggressiv, außerdem fühle ich mich maßlos erschöpft und hoffnungslos. Ich spreche mir eigene Bedürfnisse ab. Wenn es keine Dankbarkeit und passendes Verhalten gibt, werde ich furchtbar sauer, rechthaberisch und gemein, weil ich für meinen Verzicht belohnt werden will.

Wer wäre ich ohne diesen Gedanken? Ich würde gut für mich sorgen und wäre frei von diesem Druck, entspannter. Ich würde nichts geben, was ich nicht geben kann und wäre weniger aggressiv, weil ich nichts über meine Kraft hinaus gebe.

Besonders gut passt für mich die Umkehrung: Ich muss mir selbst absolut alles von mir geben, ich muss viel für mich behalten, sonst bin ich keine gute Mutter und mein Kind wird unglücklich. In der Tat ist diese Aussage für mich wahrer als die ursprüngliche Aussage, weil man nur dann für einen anderen gut da sein kann, wenn es einem selbst gut geht.

Auch eine weitere Umkehrung macht tiefen Eindruck auf mich: Meine Tochter muss mir absolut alles von sich selbst geben, sie darf nichts für sich selbst behalten, sonst ist sie keine gute Tochter. Hier spricht das stählerne Gerüst, der Kontrollwahn, in dem ich bestimme, wie mein Kind zu sein hat und es keinen Raum bekommt, eigene Gefühle und Meinungen zu haben. Das rüttelt mich ziemlich auf.

Ich entscheide mich, eine Misteltherapie bei einer anthroposophischen Ärztin, Dr. Lisa Arndt, in der Klinik Havelhöhe anzufangen, weil ich Positives darüber gelesen habe. Die Mistel soll das Immunsystem stärken und dazu beitragen, die Wirkung der Chemotherapie etwas abzupuffern. Die Ärztin macht einen guten Eindruck auf mich und es macht mir Mut, mit ihr zu sprechen. Sie glaubt daran, dass Patienten ihre Heilung beeinflussen können. Fast jeden Abend vor dem Einschlafen oder wenn ich nachts aufwache, setze ich mich im Bett hin und danke in einer langen Mediation allen meinen Organen einzeln und meinem Körper insgesamt dafür, dass er so gut funktioniert und uns leben lässt. Ich stelle mir alle Organe dabei vor und lerne meinen Körper besser kennen.

Am 3. Dezember mache ich The Work mit dem Gedanken: Ich habe Angst, dass die Therapie nicht hilft und ich dann noch kränker werde, nur dahinvegetiere und sterbe.

Stimmt das? Ja.

Kann ich mir hundertprozentig sicher sein, dass das wahr ist? Ja.

Einen friedlichen Grund, diesen Gedanken (diese Angst) zu glauben, kann ich nicht finden, also lautet die Antwort: nein.

Wie fühle ich mich, wenn ich diesen Gedanken glaube? Ich fühle mich unsicher, ich kann meine Erkenntnisse darüber, wie viel lebendiger mein Leben seit dieser Krankheit ist, nicht schätzen. Und auch nicht, wie sehr die Krankheit mich auffordert, besser mit meinem Körper und meiner Seele umzugehen. Alles versinkt wieder in dieser diffusen Düsterkeit und Traurigkeit, die vorher schon mein Leben verdunkelt hat, so im Hintergrund wirksam, mein goldener Vogel ist eingesperrt unter dem Stein.

Wer wäre ich ohne diesen Gedanken?

Ich würde mit Freude in diese Therapie gehen, weil sie mir bei der Heilung helfen kann, neugierig auf alles sein, was da kommt und bereit, mit den Seltsamkeiten gelassen umzugehen – weil sie eben zu meinem Leben dazugehören. Ich würde die neuen Einblicke schätzen, die sich daraus ergeben. Ich könnte Spaß haben mit meiner Familie und weiter mein Herz öffnen. Ohne den Gedanken wäre ich schon von der alten Krankheit Düsterkeit geheilt.

Umkehrung 1: Ich habe keine Angst, dass die Therapie nicht hilft und ich dann noch kränker werde, nur dahinvegetiere und sterbe.

Grund: Ich habe gute Nachrichten bis jetzt und tue alles für meine Heilung medizinisch Mögliche, es wurde früh erkannt und ich höre von anderen Frauen, die das Prozedere durchlaufen und danach wieder ein normales Leben haben – nur besser.

Umkehrung 2: Ich habe Angst, dass die Therapie hilft und ich nicht kränker werde, nur dahinvegetiere und sterbe.

Grund: Vielleicht ist das auch wahr, weil das heißt, dass ich nicht darum herumkomme, mein Leben zu ändern, es neu zu leben, bestehende Gewohnheiten zu verlassen.

Umkehrung 3: Mein Denken hat Angst, dass die Therapie nicht hilft und ich dann noch kränker werde, nur dahinvegetiere und sterbe.

Grund: Stimmt, mein Denken ist das, was mich krank macht.

Vor der Chemo bekomme ich noch eine Grippeimpfung verpasst, genau in den Arm mit der schmerzenden Schulter. Alles wird noch schlimmer. Ich bin vollkommen hoffnungslos, denke, dass ich ohnehin zu diesen 30 Prozent der Unglücklichen gehöre. Dann fängt die Chemo an, das erste Mal über die Armvenen. Es ist nicht so schlimm. Ich soll einen Port bekommen, weil durch die Chemo die Venen veröden und Gewebe absterben könnte. Mir wird erzählt, das sei keine große Sache und ich vereinbare einen OP-Termin bei mir um die Ecke in der Klinik Maria Heimsuchung. Am Morgen der OP werde ich erst mal mit einer anderen Patientin verwechselt und soll gleich drankommen, weshalb ich sofort das Beruhigungs- und Schmerzmittel bekomme. Upps, Verzeihung, Verwechslung. Relativ entspannt liege ich bis mittags im Bett, wegen der Schmerzmittel ausnahmsweise mal fast schmerzfrei in der Schulter. Gegen eins kommt die Ärztin, entschuldigt sich, sagt, es wird noch etwas dauern. Ich frage, ob die Mittel, die ich so früh bekommen habe, dann überhaupt noch wirken. Ja, ja, kein Problem. Ich will eine örtliche Betäubung und bin wach im OP. Die Lage auf der engen Pritsche macht, dass meine Schulter brennt wie Feuer. Ich bitte um ein stärkeres Schmerzmittel, schließlich hänge ich am Tropf. Mir wird irgendwas Harmloses wie Paracetamol verabreicht, das nichts bringt. Die Ärztin frickelt an der Vene unterhalb des Schlüsselbeins herum und bekommt es nicht hin. Zwischendurch schwatzt sie mit ihren Kollegen über dies und das, sagt eine Tennisverabredung ab und bekommt es weiter sichtlich nicht hin. Ich werde komplett ignoriert, nur eine mitleidige junge Schwester spricht mich hin und wieder an und versichert mir hilflos, dass es sicher bald vorbei ist.

Insgesamt dauert es eineinhalb Stunden und ich spüre mehr, als mir lieb sein kann. Ich versuche wie immer, nicht da zu sein.

Wut, Resignation, Angst

Als ich das Krankenhaus verlasse, steigt eine unglaubliche Wut in mir auf, ich trete gegen ein Straßenschild, alles ist voll Schnee, zuhause mache ich sehr laut aggressive Musik an und sage allen, sie sollen mich erst mal allein lassen. Was für eine Schweinebande in diesem Laden. Der Port ist schlampig gemacht, daneben verläuft ein riesiges Hämatom bis hinüber zum Arm, dem schlimmen.

> Am 16.12. überprüfe ich einen Gedanken, der meinem Gefühl nach dafür verantwortlich, ist, dass ich nicht zur Ruhe komme: Ich kann nicht entspannt mit der Krankheit leben.
>
> Stimmt das? Ja, gerade eben.
>
> Kann ich mir hundertprozentig sicher sein, dass das stimmt? Nein.
>
> Wie fühle ich mich, wenn ich diesen Gedanken glaube?
>
> Düster, ängstlich. Unbewusst. Unwissend. Mein Körper, meine Schulter und mein Arm müssen den Schmerz und die Angst übernehmen, der Schmerz macht mich schwach und nimmt mir den Mut. Ich kann nicht gut offen nach außen sein und fühle mich etwas abgeschnitten. Ich habe ein schlechtes Gewissen, weil ich den anderen eine Bürde bin.
>
> Wer wäre ich ohne den Gedanken, ich kann nicht entspannt mit der Krankheit leben?

Ich wäre entspannt. Ich könnte die Chancen sehen, sehr viel entspannter zu leben, als ich das vorher getan habe – was mich unglücklich und mir selbst entfremdet gemacht hat. Es könnte Frieden und Heilung geben zwischen meinem Körper und mir.

Umkehrung: Ich kann entspannt mit der Krankheit leben.

Grund: Das ist vorstellbar, am Anfang habe ich das auch gut geschafft, selbst in der totalen Ungewissheit.

Umkehrung 2: Die Krankheit kann entspannt mit mir leben.

Grund: Sie könnte es, wenn ich offen für sie bin und wahrnehme, was sie mir mitteilt.

Umkehrung 3: Mein Denken kann nicht entspannt mit der Krankheit leben.

Grund: Die diffusen Ängste über etwas, von dem ich absolut nicht wissen kann, ob es eintritt, verdunkeln mein Leben. Ich kann absolut nicht wissen, ob die Krankheit wiederkommt. Und wenn sie es nicht tut, hätte ich enorm viel gelitten, ganz ohne Grund.

Durch die Chemo gehen meine Leukozytenwerte so in den Keller, dass ich vermutlich sterben könnte, wenn mich jemand anhustet. Das sagt mir die Ärztin am Telefon, als ich gerade im überfüllten Speisewagen auf dem Weg zum Weihnachtsfest bei meiner Mutter bin. Der perfekte Zeitpunkt also. Ich soll gleich am nächsten Tag beim Arzt oder im Krankenhaus mein Blut checken lassen, weil die weißen Blutkörperchen, die für die Körperabwehr zuständig sind, bei unter 200 liegen, 4.000 aufwärts ist normal. Ich verbringe den Vormittag des Heiligabends im Krankenhaus, wenn die Resultate mies sind, muss ich dort bleiben. Ich habe Glück. Weihnachten habe ich auch noch meine Haare, Anfang Januar rasiere ich sie mir ab, als sie auszufallen beginnen. Im Spiegel finde ich mich fett und glatzköpfig, eine harte Kombination, es ist schwer, mir liebevoll zu begegnen. Perücke ist nichts für mich, deshalb trage ich ein Tuch. Gegen die niedrigen Blutwerte muss ich Spritzen bekommen, die wiederum jede Menge Nebenwirkungen haben. Der einzige positive Aspekt ist, dass die Beigabe von Cortison bei der Chemo offenbar die Entzündung der Nerven in Schulter und Arm abklingen lässt. Immer noch brav meinem Plan verschrieben, die Behandlung so einzurichten, dass die Reha in den Sommerferien liegt, vereinbare ich einen Termin für die Vorbesprechung der Bestrahlung. Auf all die Fragen, die ich über problematische Nebenwirkungen stelle, bekomme ich beruhigende Antworten. Wir vereinbaren erste Termine im Anschluss an die Chemo-Therapie. Auch um einen Reha-Platz bemühe ich mich schon, damit alles zeitlich passend klappt.

Ende Januar bekomme ich Husten und Fieber. In mein Tagebuch schreibe ich: „Totale Schwärze und endloses Nicht-sein, Mahlwerke im Kopf, Druck, immer müssen, müssen, müssen". Als Lösung rate ich mir: „Ruhe, Stille. AUSZEIT. Ich darf und muss alles machen, was ich will!"

Jedes Mal, wenn ich im Internet recherchiere, zündele ich meine Angst vor dem Sterben auf die höchste Flamme, mein Magen krampft sich regelmäßig vollkommen zusammen, mir ist schlecht.

> Eines Tages überprüfe ich den Gedanken: „Ich habe Angst davor, immer in der Angst vor dem Tod zu leben".
>
> Stimmt das? Ja.
>
> Kann ich mir hundertprozentig sicher sein, dass das wahr ist? Ja.

Kannst du einen friedlichen Grund für diesen Gedanken sehen? Nein.

Wie fühlst du dich, wenn du den Gedanken glaubst?

Schwach, ausgeliefert, hoffnungslos. Ich bin mutlos und sehe keinen Sinn darin, die Initiative zu ergreifen, ich vergesse, was mich die Krankheit lehren kann, ich belaste andere mit meiner Traurigkeit

Wer wäre ich ohne den Gedanken, dass ich Angst vorm Tod haben muss?

Ich könnte einfach mein Leben leben, so wie es gerade kommt. Entspannt und ohne Angst.

Umkehrung: Ich habe keine Angst davor, immer in Angst vorm Tod zu leben.

Grund: Sterben muss jeder mal. Es kommt darauf an, wie sich das Leben davor angefühlt hat, ob man die Zeit genossen hat, und Angst vergiftet das Leben.

Umkehrung zwei: Mein Denken hat Angst vor dem Tod.

Grund: Auf jeden Fall, es macht sich hässliche Konzepte, obwohl ich bei meinem Vater gesehen habe, dass Sterben ganz friedlich ist. Außerdem: Diese Angst vor dem Sterben hatte ich vor der Diagnose ganz genauso, ebenso wie viele schlimme Vorahnungen, die mich beschwert haben.

Am Ende finde ich noch eine lustige dritte Umkehrung: Der Tod hat Angst vor mir. Grund: Na hoffentlich, weil ich jetzt so positiv leben werde.

Ich bin so schwach wie ein Kätzchen, komme nicht mal in die Küche ein Stockwerk tiefer. Nachts bin ich ständig wach, habe Schweißausbrüche. Wieder eine Lehre: Für jemand, der meint, immer alles selbst machen zu müssen, ist es ein krasser Zustand, alle, selbst das Kind, durch die Gegend schicken zu müssen. Mein Hals wird eines Morgens ganz dick bis hin zum Schlüsselbein, es tut weh. Ein Spezialist für Ports sagt mir, dass es sich um eine Thrombose handelt, angeblich bekommen das gut 25 Prozent der Patientinnen mit Brustkrebs, Chemo und Port. Hat mir leider niemand gesagt, genau genommen hab ich ja auch nicht gefragt. Die Chemo wurde mir als alternativlos vorgestellt, deshalb hatte ich beschlossen, mich mit den Nebenwirkungen gar nicht erst genauer zu befassen. Ich trete eine Odyssee im Virchow-Klinikum an, um die Armvenenthrombose untersuchen zu lassen. Es hat den ohnehin schon mitgenommenen Arm getroffen. Einige Monate später fängt der Arm an, sich komisch und gruselig gelähmt anzufühlen, wenn ich mir den BH zumache oder bei ähnlichen Drehbewegungen. Zuerst aber muss ich mir über drei Monate täglich eine Heparin-Spritze in den Bauch geben, damit das Blut dünner wird und die Thrombose abflaut. Wie das geht, weiß ich zwar durch die Mistelspritzen, die ich mir mehrmals die Woche selbst gebe, bei ihnen ist die Nadel jedoch wesentlich dünner und schmerzfreier. Zu dem immer noch nicht verheilten Loch neben der OP-Narbe sagt der Port-Spezialist, dass der Schorf darauf nichts Gutes bewirke, die Wunde müsse wieder auf und richtig heilen. Was sie lange nicht tut, bis ich einige Zeit später auf Medihoney, medizinischen Honig, stoße. Nun endlich bildet sich eine neue Hautschicht.

Wendepunkt und Neubeginn

Ich liege fertig und schlapp mit Thrombose im Bett, da kommt eine Freundin und bringt ein Buch mit. „Diagnose Krebs. Wendepunkt und Neubeginn“ von Lawrence LeShan. Ich lese es in einem Rutsch durch und traue meinen Augen kaum. Das nehme ich mit: Ein wichtiger Baustein, damit Krebs heilt, besteht darin, herauszufinden wie man leben und was man aus tiefstem Herzen machen will. Besonderen Eindruck macht auf mich die Geschichte der Frau, die bewusst ihr eigenes Talent als Musikerin verborgen hält, um die Beziehung zu ihrem Mann, einem eher durchschnittlichen Maler, nicht zu gefährden. Sie stirbt, vielleicht auch, weil sie sich wider besseres Wissen gegen sich selbst entscheidet. LeShan zitiert auch den Dichter W.H. Auden, der sagte, Krebs sei „ein vereiteltes kreatives Feuer“. Und noch ein Satz springt mich an: „Jeder erfahrene Onkologe weiß zum Beispiel, dass ‚schlimme‘ Patienten länger überleben und besser auf medizinische Eingriffe reagieren, als es ‚gute‘ Patienten tun“. „Aufmüpfige“ Patienten, die Fragen stellen und selbst entscheiden, was für sie richtig ist, haben demnach die besseren Karten.

Als es mir etwas besser geht, gehe ich im Wald spazieren. Ich verlasse den Weg und stapfe querfeldein. Ich fühle, das ist eine Metapher dafür, dass ich meinen eigenen Weg finden muss. An einem anderen Tag gehe ich an der Panke entlang, ich setze mich und mache lange Zeit „Augenkino“, mit leicht zugekniffenen Augen schaue ich auf den Fluss, auf die Lichtflecke und Farben, die sich zwischen meinen Wimpern von der Sonne bilden. Es ist kalt, aber klar. In mir entsteht etwas wie Heiterkeit. Dann klettere ich an der Böschung der Panke weiter, als der Weg aufhört, krieche ich zwischen den herunterhängenden Ästen entlang und durchs Gebüsch. Auf dem Rückweg nehme ich Weidenäste mit, die auf dem Boden liegen, und stelle sie als Erinnerung und Ermutigung in eine große Vase.

Obwohl die Leukozyten weiter mies sind, weigere ich mich, nochmal das Medikament zu nehmen, das sie wieder hochtreiben soll. Bald steht die zweite Phase der Chemo an, weitere drei Monate mit einem anderen Medikament. Diesmal informiere ich mich und erfahre, dass einem zum Beispiel die Fingernägel abfallen und irreversible Nervenschäden an Händen und Füßen entstehen können, die Feinmotorik und Gang dauerhaft beeinträchtigen können. Na supi. Dieser Zug wird ohne mich fahren. Der schulmedizinische Ansatz, bei dem der Körper sukzessive seiner eigenen Abwehr beraubt und misshandelt wird, ist mir zunehmend suspekt. Vor allem ist er komplett unlogisch, wenn man davon ausgeht, dass das Immunsystem ein entscheidender Faktor bei der Abwehr von Krebszellen ist. Ich beschließe, die Chemo abzubrechen. Meine Seele frage ich: „Was soll ich machen?" Die Antwort: „Du sollst die Leine locker lassen. Liebe, Lust, Lebenslust. Sei weich. Geh deinen Weg".

Im März schreibe ich, inspiriert durch eine Freundin, einen Wunsch ans Universum auf, den ich dann auf dem Schrank verstaue: „Ich möchte in tiefer Harmonie, Frieden und Freude mit mir selbst und allen um mich herum leben!".

Ich recherchiere und finde einen alternativen Krebsmediziner in Bonn. Auf seiner Webseite lese ich, dass es eine Reihe von Faktoren gibt, die sich seiner Erfahrung nach bei Hunderten seiner Brustkrebspatientinnen wiederfinden. Dazu zählten eine schwierige Kindheit, Verlust von Familienangehörigen im Zeitraum vor der Erkrankung, Trennungen, Jobverluste, Erschöpfung.

Schlüsse ziehen

Als ich anfange, darüber nachzudenken, was bei mir los war, komme ich auf eine stattliche Liste, die ich in Form einer farbigen Excel-Tabelle visualisiere. Ich passe voll ins Bild: Trennungen, Verlust meines Vaters, materiell in Frage gestellte Existenz, tiefe Konflikte in einem Schulgründungsprojekt und schließlich unermessliche Erschöpfung kennzeichneten die letzten Jahre.

Als ich mir meine Geschichte anschaue, kann ich erkennen, dass ich mich schon seit langer Zeit in einer Abwärtsspirale der Erschütterungen befunden habe. Nach den vergleichsweise stabilen, entspannten Jahren in der langen Beziehung zum Vater meiner Tochter kam der Bruch als erster großer Einschnitt. Zwar konnte ich mich noch relativ rasch erholen, doch der Tod meines Vaters und das Ende der nächsten Liebesbeziehung schlugen eine tiefere Kerbe. So gelang die Erholung nach den nächsten Krisen nur unzureichend, bis ich schließlich in eine tiefe Erschöpfung und eine depressive Episode geriet, nicht unähnlich einem Burn-out.

Am 14. März fliege ich nach Bonn zu einem Termin bei Dr. Schuppert. Ich will hören, welchen Rat er mir in meiner Situation zu geben hat. Seine Einschätzung: Die Chemo hätte er mir nicht empfohlen, gute Idee, nach der ersten Hälfte aufzuhören. Auch von einer Bestrahlung rät er mir ab, empfiehlt allerdings die Antihormontherapie.

In den Osterferien will ich nochmals für einige Tage nach Bonn fahren, um das ganzheitliche Konzept, das in der Praxisklinik angeboten wird, in Anspruch zu nehmen. Es macht für mich Sinn, dass mein Immunsystem über lange Zeit im Eimer war und durch die Chemotherapie einen massiven Schlag erhalten hat. Deshalb ist mein Ziel, es neben meiner Selbstfindung auf jeder erdenklichen körperlichen Ebene zu stärken. Mit einer Eigenblut-Therapie hatte ich vor Jahren bereits einmal einen sehr überzeugenden Heilungsprozess erlebt, mit der Sauerstoff-Eigenblut-Therapie gibt es etwas Ähnliches im Spektrum der Praxis. In Bonn bin ich dann jedoch etwas enttäuscht, ich wusste zwar, dass Dr. Schuppert selbst im Urlaub ist, aber auch die „energetische Heilerin“, die mich aus irgendeinem Grund besonders interessierte, ist nicht vor Ort. Neben der Eigenblut-Sauerstoff-Therapie lasse ich eine Bioresonanz-Messung machen, die aufzeigt, welche Organe und Körperbereiche besonders belastet sind. Auch eine Internistin untersucht mich und attestiert mir angesichts meiner Beschreibung des Erschöpfungszustandes vor der Diagnose ein Burn-out. Zudem wurden relativ aufwendig meine Zähne gecheckt, um herauszufinden, ob jahrelang schwelende Entzündungsherde zum Beispiel an wurzelbehandelten Zähnen mit verantwortlich für die Schwächung des Immunsystems sein könnten. Merkwürdig: Tatsächlich sind die zwei Backenzähne, die laut der traditionellen chinesischen Medizin mit der Brust verknüpft sind, wurzelbehandelt. Einen lasse ich später ziehen, als er schmerzt.

Am Nachmittag des zweiten Tages wandere ich durch die wunderschöne Natur, schreibe ein Gedicht, und beschließe, auf mein Inneres zu hören, abzureisen und mich auf meine eigene Kraft zu verlassen. Im April lasse ich mir auch kurzentschlossen den Port rausnehmen, es geht einfach und danach fühle ich mich sehr erleichtert. Ich entscheide mich gegen die Bestrahlung.

Im April verordne ich mir:

- Wenig Termine
- Wenig Müssen
- Kein Stress
- Viel Raum
- Viel Licht
- Viel Zeit
- Viel mit meinem Körper sprechen
- Viel mit meiner Seele sprechen

Eines Tages fahre ich im Auto durch Pankow und habe ein Bild im Kopf. In mir ist so eine Stahlkonstruktion, mit Seilen aus Metall, die straff gezurrt sind, hart und unerbittlich. Diese stählerne Konstruktion knechtet mich und überwacht, dass ich alles genau so mache, wie die Dinge angeblich zu sein haben: Termine, Arbeit, Verantwortung. Auweia.

Ich lerne mich kennen

Im Mai fahre ich kurzentschlossen einige Tage nach Italien und habe dort ein weiteres Bild, diesmal von einem strengen Diktator, der mir beständig Gedanken einflößt, die mir schlimme, existenzbedrohende Gefühle machen: Ich muss alles, was er mir eingibt, immer sofort tun, sonst ist es zu spät und alles geht den Bach runter. Dieser Diktator sorgt dafür, dass ich funktioniere, meine Arbeit mache, auf die ich keine Lust habe, dass ich immer an all die damit verbundenen Termine denke. Er ist die Instanz, die ich in mir offenbar schaffen musste, um mich zu disziplinieren, um das wilde, rebellische Kind in mir zu zähmen. Auch um die zu sein, die ich nach meinen eigenen Schlussfolgerungen sein muss, um geliebt und nicht alleingelassen zu werden. Als ich noch einmal genau hinschaue, was sich hinter diesem inneren Diktator verbirgt, kommt mir plötzlich das Bild eines kleinen Jungen in den Sinn. Er hat dunkles Haar, dunkle Augen, ist blass, ausgemergelt, erschöpft und überfordert, auch ein Name kommt: Alfredo. Plötzlich habe ich ein klares Gefühl, wie ungeheuerlich anstrengend der Zwang ist, den ich mir auferlege. Alfredos Arbeit bedeutet Verzweiflung und unermessliche Erschöpfung. Alfredo ist ein Teil von mir: Ich beschließe, dass dieser Teil jetzt rebellieren wird. Kein Zwang mehr!

Im Mai muss ich mich endgültig entscheiden, ob ich nun diese Antihormontherapie und Herceptin-Therapie machen will, oder nicht. Meine Chemo-Ärztin sagt nach vielen Diskussionen, es wäre ja in Ordnung, wenn ich keine Bestrahlung und

Hormontherapie machen will, aber sie würde mir doch sehr zur Herceptin-Behandlung raten, die weniger Nebenwirkungen hat. Das fühlt sich für mich ok an, nachdem meine Herzwerte gecheckt und für ok befunden wurden. Mein alternativer Krebsarzt Dr. Michael Kalden, den ich mittlerweile im Internet mit seiner neuen Berliner Praxis gefunden habe, sagt, dass er mir schon sehr zur Antihormontherapie raten würde, und ja auch nicht alle Frauen so darunter leiden würden. Er will ein gutes Argument hören, warum ich das Tamoxifen nicht nehmen will.

Einige Tage später habe ich abends vor dem Einschlafen mal wieder etwas, das ich „Horrorvisionen" nenne. Irgendwelche schlimmen Bilder geistern durch meinen Kopf, die mir so viel Angst machen, dass ich immer wegsehe, oft das Licht wieder anmache und lese. Diesmal entscheide ich mich, mal hinzuschauen, was da wirklich ist. Nachdem ein paar Fratzen vorbeigehuscht sind, sehe ich eine Gestalt, die komplett unter einer ekligen, kratzigen braunen Decke steckt, die am Hals zugebunden ist. Sie wird von irgendwelchen Typen drangsaliert, die auch den Strick um ihren Hals festhalten. Als ich etwas ängstlich genauer nachschaue, wer unter dieser Decke steckt, sehe ich eine üppige, dunkelhaarige Frau mit milchweißer Haut und großen Brüsten. Sie wirkt unterdrückt und geschändet, ihr Anblick tut mir im Herzen weh. Dann begreife ich: das ist meine Weiblichkeit, mit der ich nie auch nur das Geringste zu tun haben wollte. In meiner Phantasie befreie ich sie von der Decke und lade sie ein.

Es ist immer noch Mai, ich sitze im Pankower Garten in der Hollywoodschaukel und denke nach, ob ich die Antihormontherapie machen will. Dabei kommt verschiedenes heraus: Ich will kein Leben in Angst leben. Ich will es auch nicht für einen anderen leben, wie zum Beispiel mein Kind. Es war heilsam, sich klarzumachen, dass die Kinder eigenständige Menschen sind und man nicht für sie leben kann.

Ich habe keine Lust mehr zu leben, wenn mein Leben so aussieht wie bisher. An dieser Stelle wird mir mit einem Paukenschlag klar, dass ich wirklich nicht mehr leben wollte. Das heißt auch, dass mein Körper diesen Überdruss sehr ernst genommen hat. Wenn ich weiterleben wollen soll, dann muss sich verdammt viel ändern. Es muss wieder Spaß machen! Es muss entspannt sein! Ich will weiter Lust haben und endlich meine Weiblichkeit erforschen und umarmen. Damit entscheide ich mich endgültig gegen die Antihormontherapie, mit meinen Argumenten ist dann auch mein Arzt zufrieden.

Mir wird klar, dass ich, um Freiheit zu haben, meine ganze materielle Situation auf den Kopf stellen muss. Mein Freund lebt in einer Dreizimmer-Eigentumswohnung und ich frage, ob ich einfach mal ein, zwei Jahre für wenig Miete bei ihm unterschlüpfen darf. Obwohl er unsicher ist, ob die Wohnung für uns drei passt, erklärt er sich einverstanden. Meinen ganzen Kram, Möbel, sechs hohe Ivar-Regale voller Bücher, also praktisch alles, bis auf ein paar Lieblingsbücher, Fotos, Unterlagen und ein bisschen Küchenequipment, lagere ich ein. Ich muss nicht mal einen teuren Container mieten, sondern darf den Keller einer Freundin nutzen. (Während ich das hier schreibe, sind gut drei Jahre vergangen und ich kann ehrlich sagen, dass ich nichts vermisst habe, was in diesem Keller steht. Das wäre früher unvorstellbar gewesen, als ich mich zum Beispiel als Intellektuelle über die Anzahl meiner Bücher definiert habe.) Im Juni ziehe ich um. Es lebt sich so viel leichter ohne diesen ganzen Ballast, ich kann mein Glück kaum fassen. Meine ganzen überdimensionierten Vorsorgeversicherungen hatte ich nach der Diagnose bereits ausgesetzt, jetzt beschließe ich, alle Verträge dauerhaft ruhen zu lassen. Was nutzt die Vorsorge, wenn ich später wegen lauter Stress, die Beiträge zu verdienen, tot bin?

Anfang Juni habe ich einen scheinbar schlimmen Traum, der mir bei einem meiner Rätsel weiter hilft.

> Ich bin ein kleiner Junge, der von seinem Vater misshandelt wird. Zum Beispiel werde ich in ein Aquarium gesteckt und die Umstehenden amüsieren sich darüber, dass ich von Fischen gebissen werde. Ich bin unter Wasser und kann nicht sprechen, ich nehme hin, was mit mir passiert, passiv, abgeschaltet. Ich frage mich, was mit mir nicht stimmt, dass mein Vater mich so hasst. Und mir wird klar, dass ich irgendwie anders bin, nicht richtig. Die Leute haben aber unterschätzt, dass ich eine allergische Reaktion bekomme von den Fischen. Eine Frau zieht mich raus, dann folgt ein Perspektivwechsel. Ich sehe den kleinen Jungen auf dem Sofa, sein Gesicht ist ganz durchscheinend, mit sehr roten Wangen und ganz klaren, transparenten blauen Augen. Mir ist klar, dass er vielleicht sterben wird. Ich wickle ihn in eine Decke ein und versuche, ihn zu wärmen. Dann kommt sein Vater, der wie Hitler aussieht. Ich fasse es nicht, aber er will ihn weiter foltern und drückt eine brennende Zigarette in die Fußsohle des Kindes. Mir wird klar, dass ich das Kind retten muss, ich renne mit ihm raus, panisch, der Vater und andere sind hinter mir her. Ich klingele im Nachbarhaus, es ist wie immer dieses Albtraumgefühl, dass man es um Haaresbreite nicht schafft und dem Bösen in die Hände fällt, doch die Tür geht auf. Ich gehe rein, ein junges asiatisches Paar macht die Tür schnell zu und geleitet uns in einen sicheren Raum. Hier ist so ein ganz bestimmtes, helles Licht, direkt neben dem Fenster verläuft die Autobahn. Es ist nicht klar, ob das Kind tot ist.

Beim Nachdenken über den Traum habe ich einige Erkenntnisse: Das Aquarium ist das perfekte Bild für diesen abgeschnittenen Zustand, den ich gut kenne, für den ich aber noch keinen Namen hatte. Unter Wasser: Man nimmt alles wahr, kann aber nicht reagieren, sondern nur über sich ergehen lassen (wie zum Beispiel die grässlichen Sachen vor und nach der Krebs-OP).

Außerdem wird mir klar, dass es um meine künstlerische Seite geht. Ich frage mich, was daraus geworden ist. Ich war als Kind und Jugendliche sehr kreativ, malte und schrieb. Am Ende der Schulzeit wollte ich Regisseurin oder Autorin werden. Doch ich traute mich nicht. Sobald ich mein Elternhaus verließ und in die „echte Welt" eintrat, überkam mich die Überzeugung, einfach nicht gut genug zu sein. Alle literarischen Versuche scheiterten, klangen albern und unreif, gemessen an der Bestseller-Liste. An der Filmakademie bewarb ich mich gar nicht erst, in der Sicherheit, dass alle anderen deutlich besser sind als ich. Im Laufe der Jahre hatte ich diese Ambitionen nahezu vollständig verdrängt – obwohl, Ironie der Geschichte, ich mehr oder weniger durch Zufall sehr erfolgreich vom Schreiben lebe. Allerdings hatte ich mir mit dem IT-Fachjournalismus ein Gebiet ausgesucht, auf dem ich mich durch mein Informatik-Studium profilieren konnte und das auf seltsame Art sicher schien. Sobald ich für ein größeres Magazin schrieb oder etwas Neues machte, überfiel mich jedoch immer wieder das alte Gefühl, nicht gut genug zu sein.

Der „innere Hitler" ist so stark und mächtig, dass nichts davor Bestand hat: „Du, Künstlerin? Wie lächerlich ist das denn? Du hast einfach nicht das Potential dafür!". Ich kenne diese harten inneren Strukturen jetzt ja schon aus anderen Zusammenhängen: Immer pünktlich sein, immer ganz viel Mühe geben, immer alles selber machen, um nichts bitten. Offenbar gibt es die auch in Bezug auf mein spielerisches, künstlerisches Ich.

Es ist Sommer, Baby…

Die erste Mammografie seit der OP trete ich vergleichsweise optimistisch an, und alles ist gut. Ich habe mich für das Zentrum für Microdosis-Mammografie entschieden, dort muss man 60 Euro pro Brust selbst zahlen, aber es ist weniger Strahlenbelastung und deutlich weniger schmerzhaft als bei der traditionellen Mammografie.

Der Sommer ist das Paradies, ich tanke auf. Wenn ich mich frage, was ich wirklich machen will, kommt an erster Stelle, absolut prominent die Antwort: Ich will reisen! Das hat mich bisher gar nicht besonders interessiert und meistens hatte ich Heimweh. Im Sommer fahre ich mit meiner Tochter nach Kroatien. Vor allem weiß ich, dass ich im Winter hier nicht durchgehend bleiben darf. Die letzten Winter waren so hart, mit endlos Erkältung und Grippe, mein Immunsystem absolut im Keller. Das kann ich mir einfach nicht mehr leisten. Für den kommenden Januar buche ich deshalb eine dreiwöchige Reise nach Thailand für meine Tochter und mich. Und tatsächlich hält die Reiselust einige Zeit an, wir fahren in den kommenden Jahren nach Kalifornien, Frankreich, Marokko, Ägypten, England, Namibia und Japan und regelmäßig nach Italien.

Ich höre von Irina Schlicht, die in Berlin als Hypnotherapeutin arbeitet und lese ihr Buch: „Was quält mich, und wenn ja, warum? Faszinierende Geschichten aus der Hypnose-Therapie “. Zwar habe ich schon viel aufgelöst. Die Idee, mit Hilfe von Hypnose an Dinge heranzugehen, die sich einfach nicht fassen lassen, spricht mich jedoch sehr an. Frau Schlicht erklärt mir in ihrer schönen Lichterfelder Altbaupraxis, dass die klassischen Ängste vor Hypnose – man sei dann dem Hypnotiseur ausgeliefert – grundlos sind, dass man jederzeit aus der Hypnose erwachen kann, wenn einem etwas nicht passt. Genauso empfinde ich den Zustand auch, wie eine tiefe Versenkung, zum Beispiel in der Entspannungsphase nach dem Yoga. Ich habe für die Termine mit ihr ganz konkrete Themen, denen ich in der Hypnose auf den Grund gehen möchte. Eines davon ist der Wunsch, endlich mit dem Tod meines Vaters abschließen zu können. Sie führt mich in Hypnose durch eine Landschaft und beschreibt mir einen kleinen Fluss, der fröhlich durch den Wald fließt. Irgendwie bin ich Teil dieses Flüsschens und fließe mit der Strömung. Die Therapeutin beschreibt mir, wie sich das Wasser plötzlich durch Hindernisse aufstaut, da sind Steine, ein paar Äste, die sich verhakt haben, Sand und Kiesel, die sich dadurch angesammelt haben. Ich fühle, wie unwohl sich dieser Stau anfühlt, dann kann ich Steine und Äste aus dem Weg schieben und befreit weiterfließen. Ich merke, dass meine Wangen klatschnass sind, ich muss also geweint haben. Nach den Worten, mit denen die Hypnose beendet wird, bin ich voll da, sehr energiegeladen und fühle mich immer noch befreit. Die Gedanken über meinen Vater sind nie wieder zurück gekommen. Bei Frau Schlicht reise ich in Hypnose durch meinen Körper und sehe, dass alles gesund und frei von Krebs ist.

Ich entschließe mich, ein Seminar mit dem Titel „Heilen können wir uns nur selbst" zu besuchen. Die Leiterin hat eigene Erfahrungen mit Krebs gemacht, konnte jedoch selbst dafür sorgen, dass sich ihr Tumor wieder zurückbildete. Als erstes, so sagt sie, hat sie ihm spontan einen Namen gegeben, Kontakt mit ihm aufgenommen. Schließlich fand sie im Kontakt mit ihrem Tumor heraus, dass sie sich in ihrer absoluten Macherrolle überfordert hat und mit der totalen Verleugnung ihrer Weiblichkeit nicht mehr wohl fühlte. Sie änderte vieles. Der Tumor war ihrer Aussage zufolge bei der nächsten Mammografie nur noch als Narbengewebe erkennbar.

Zwei Dinge bleiben nachhaltig in meiner Erinnerung: In einer geführten Meditation nehmen wir Kontakt zu unserem Immunsystem auf. Ich habe ein Bild von mir, sehr schematisch mit orangefarbenen Leuchtstoffröhren, die meinen ganzen Körper durchziehen und mal heller, mal weniger stark leuchten. Das ist also mein Immunsystem! Dabei wird mir klar, dass ich mein Immunsystem bin. So, wie ich mich fühle, fühlt sich auch mein Immunsystem und entsprechend ist seine Verfassung. Das klärt für mich eine Verwirrung auf, die ich lange Zeit empfunden hatte, weil ich mir unter „Immunsystem“ nie wirklich etwas vorstellen konnte. In einer Einzelsitzung mit einer Therapeutin gelange ich in einer leichten Trance an einen entscheidenden Punkt. Meine Fragestellung lautet: Warum bin ich so abgeschnitten von mir selbst, so oft tief in diesem Zustand, wie in Watte gepackt, ohne Gefühle nur Zuschauer zu sein. Nachdem ich mir von der Therapeutin angeleitet vorgestellt habe, wie ein Stein in einem See versinkt und ich ihm mit dem Blick bis auf den Grund folge, läutet sie ein kleines Glöckchen, dann fordert sie mich auf, mich an eine Situation in meiner Kindheit zurückzuerinnern. Ich sehe mich in einem kleinen Zimmer im Haus meiner Oma in einer Wiege liegen. Ich bin rot angelaufen und brülle was das Zeug hält, weil ich hier alleingelassen wurde, alle sind einfach weggegangen. Ich fühle die Verzweiflung in mir als Baby, niemand kommt. Es tut unglaublich weh in meinem Bauch und ich habe ein verzweifeltes Verlangen, mich irgendwie zu füllen. Ich weiß, ich muss mich unterwerfen, sie kommen nicht zurück, wenn ich wütend bin. In diesem Moment muss ich einen Teil meines Wesens weggeben. Das Glöckchen läutet erneut und ich weiß endlich ein bisschen mehr darüber, warum ich eigentlich nie wütend sein konnte (außer irgendwann ganz jähzornig stark). Ich habe also schon als sehr kleines Kind einen Teil meines ursprünglichen Wesens opfern müssen, um geliebt zu werden.

Ich mache in diesem Jahr noch zweimal eine Fiebertherapie bei Dr. Kalden in Charlottenburg, weil mich die Idee überzeugt, dass das Immunsystem durch Fieber aktiviert wird. Grundsätzlich aber fühle ich mich frisch, lebendig und gesund. Im Herbst lerne ich mit Beate Schulz eine Heilmasseurin kennen, zu der ich fast wöchentlich gehe. Mein rechter Arm und die Schulter bleiben eine Art Kollateralschaden der medizinischen Behandlung. Erst 2012 wird mir in einer Grinberg-Methode-Sitzung klar, was alles an Trauma und Angst in meinem Arm gespeichert ist. Erstmals erinnere ich mich an das schlimme Erlebnis, tiefe Spritzen in die Brust zu bekommen, um die Lymphknoten für die OP zu markieren. Ich hatte bis dahin niemandem davon erzählt. Mir wird klar, dass ich hier viel Liebe und Geduld für meinen Körper brauche.

Insgesamt habe ich meinen eigenen Genesungsplan anstelle oder in Ergänzung zur empfohlenen schulmedizinischen Behandlung entwickelt und gelebt. Die Kosten für praktisch alle Therapien und Beratungen bezahle ich aus eigener Tasche. Da wird die Absurdität des medizinischen Versorgungssystems mehr als deutlich, ebenso wie die soziale Ungerechtigkeit. Ich konnte und wollte mir diese Ausgaben irgendwie leisten, das ist mit Sicherheit bei weitem nicht allen Menschen möglich. Obwohl ich der Krankenkasse Kosten in Höhe von um die 50.000 Euro gespart hatte, konnte ich nicht die investierten rund 6.000 Euro einfordern.

Auf Bewährung

Die Frage lautet auch, wie ich mit weiteren Erschütterungen von außen künftig umgehe. Mir ist glasklar, dass ich von jetzt an in besonderem Maße auf mich aufpassen muss, um nicht in diesen Zustand der Erschöpfung zurückzufallen. „Mich jetzt von diesem Zusammenhang [der Reise nach Ladakh, die er im Krankenhaus seiner Seele zu machen versprach] abzukoppeln, wäre ein Vertrauensbruch und der würde unweigerlich zu der Frage führen, wie lange dann wohl die Heilung hält. Instinktiv weiß ich, dass ein Abkoppeln für meine Gesundheit äußerst gefährlich ist“, schreibt Clemens Kuby über die Überlegung, nach seiner Genesung das Projekt wieder abzubrechen. Auch ich bin überzeugt davon, dass es kein Zurück geben darf hinter die Erkenntnisse aus der Krankheit.

Der erste Bewährungstest ist materieller Art und kommt Ende 2011. Ich beschließe, endlich die vielen Unterlagen und Überreste, die noch von der „Abwicklung“ des Betriebs meines Vaters übrig sind, durchzugehen und zu einem Abschluss zu bringen. Die Erfahrung des Aufräumens ist für mich so positiv, dass ich seitdem den Stapel meiner Ablage nie zu hoch werden lasse und nur noch so viele Sachen habe, dass ich immer alles innerhalb kurzer Zeit finden kann. Die Energie, die man spart, wenn man nicht immer so ein nagendes Gefühl hat, dass etwas nicht stimmt, ist erheblich. Mehrere Erkenntnisse bestärken mich in meiner neu gewonnenen Sicht, dass man alles, was einem widerfährt, zunächst neutral annehmen sollte – weil aus scheinbar negativen Dingen durchaus Gutes resultieren kann. Das gilt auch für meine Krankheit. Es musste wohl so superschlimm kommen mit den Granateneinschlägen der medizinischen Behandlung, dass ich mich wirklich, ganz und gar ernsthaft und ohne meine guten Vorsätze gleich nach der OP wieder zu vergessen, zu einem neuen Leben durchringen konnte. Einige Jahre später sagt meine Tochter eines Tages zu mir: „Ich bin echt froh, dass du Krebs hattest“. Sie findet, dass ich seitdem die perfekte Mutter war. Und ich muss laut lachen, weil es so absurd klingt, aber auch gleichzeitig so goldrichtig ist: Wir haben eine liebevolle, zugewandte und entspannte Beziehung, wie es mir vorher trotz all meiner Liebe nie gelungen war.

Five years later. Und jetzt?

Seit ich dieses Buch 2013 begonnen habe, sind über drei Jahre vergangen. Lange Zeit habe ich nicht weitergeschrieben. Mittlerweile liegt die Krebsdiagnose gute fünf Jahre zurück. Das ist der Zeitpunkt, an dem man meinen Recherchen zufolge wieder so angesehen wird, wie jeder andere Mensch. Die Wahrscheinlichkeit, Krebs zu bekommen, ist so hoch wie bei allen anderen. Diese magische Demarkationslinie war schon bedeutsam. Das habe ich zum Beispiel daran gemerkt, dass ich meine provisorische Lebenssituation verändern wollte. Fast all meine Möbel und Sachen hatte ich eingelagert. Jetzt verspürte ich erstmals nach vier Jahren wieder das Bedürfnis, an einem Ort zu leben, den ich mit eingerichtet habe. Aber die Erfahrung, dass man diesen ganzen Kram und Besitz, den man so mit sich herumschleppt, gar nicht braucht, die war sehr wichtig und heilsam. „Besitz belastet“, hat mein Vater früher immer gesagt, und diese Last ist nicht zu unterschätzen.

Ich bin gereist, das war mein erster Impuls auf die Frage: Was will ich wirklich machen? Meine zwischenzeitliche Überzeugung, dass ich beruflich etwas ganz anderes machen sollte, hat sich ein wenig relativiert. Menschen beraten und Bücher schreiben, das waren meine beiden tiefen Interessen. Bis zu einem gewissen Grad habe ich gelernt, den Druck aus meiner journalistischen Tätigkeit zu nehmen, die Tage nicht mehr mit Widerstreben gegen meine Arbeit, Prokrastinieren und Schuldgefühlen zu füllen. Damit kann ich besser genießen, was mir an meiner Arbeit Spaß macht, meine Professionalität und das Schreiben über Zukunftstechnologien, das ich als äußerst spannend empfinde. Mittlerweile suche ich mir Themen, die mich „brennen“ lassen und meiner Seele offenbar besser gefallen.

Der Versuch, die Profession zu wechseln, hat mir aber auch gezeigt, wie komplex das ist. Früher hätte ich gesagt: Wenn dich dein Job unglücklich macht, dann mach doch einfach was anderes. Es ist wirklich wichtig, das Momentum zu nutzen, das durch eine tiefe Krise entsteht. Sobald alles wieder halbwegs im Lot ist, weicht automatisch der Wille zu „dramatischen“ Kehrtwenden und Maßnahmen. Zeitweise war ich eher verwirrt. Das, was ich mir vorgenommen hatte – Bücher schreiben und Menschen helfen – war plötzlich etwas geworden, das mich wahnsinnig unter Druck setzt. Doch damit komme ich nicht (mehr) durch. Mein Körper ist so verlässlich, er sagt mit einer Deutlichkeit, was mein Verstand einfach nicht wahrhaben will. Ich war nach zwei Großaufträgen mit viel Stress – aber auch sehr spannenden Aufgaben – die Treppe heruntergefallen. Blutergüsse und Prellungen, zum Glück nichts Ernstes. Nach den abgeschlossenen Aufträgen hatte ich, anstatt wie geplant einige Wochen auszuspannen, eine riesige Liste mit Dingen erstellt, die ich teilweise schon Jahre vor mir herschob, und angefangen, diese abzuarbeiten. Ich verstand den Sturz als klaren Hinweis: Schluss jetzt. Interessanterweise hatte ich in den zwei Wochen davor mehrmals Angst, die Treppe hinunterzufallen. Es gab also schon einige Zeichen. Obwohl ich ein bisschen herunterfuhr, brauchte ich offenbar noch eine zweite Mahnung. Anfang Februar hörte ich plötzlich ein komisches Geräusch im rechten Ohr. Vor Tinnitus hatte ich schon immer Panik, ich nahm das also sehr ernst. Als erstes zerriss ich eine neuerlich angefertigte To-do-Liste in sehr viele kleine Schnippselchen. Ich begab mich zwei Tage in Auszeit, nahm abends eine Schlaftablette, um endlich mal wieder durchzuschlafen, und „workte“ mich mit der Gedankenüberprüfung durch alles, was mich belastete. In einer Focusing-Sitzung kam das Bild einer von Zweigen verdeckten kleinen Quelle, die im grünlichen Moos darunter lustig vor sich hinsprudelt. Das war ein Bild für meine innere Kraft, das für mich sehr eingängig und nachhaltig war.

Immer, wenn ich mich zu weit von mir entferne – was in einem Alltag mit Arbeit und Familie erschreckend einfach ist – wird es brenzlig. Netflix-Serien gucken und Romane lesen wirkt auf den ersten Blick wie Entspannung, ist es aber nicht notwendigerweise. Es muss mindestens einmal am Tag Zeit geben, wenn auch nur einen Moment, an dem ich zu mir komme, indem ich auf der Thaimatte sitze, atme und nur wahrnehme (anstatt zu denken), im Park jogge oder im Regen auf dem Land spaziere. Als ich neulich zum ersten Mal nach Monaten saß, und Kontakt mit meinem Körper, meiner Seele aufnahm, kamen Tränen. Ich hatte sie so lange vernachlässigt, das tat weh. In den Jahren seit meiner Krankheit, explodierte dieses schlimme Gefühl in meinem Magen ein paarmal in dem furiosen Gedanken, oder vielmehr einer kreischenden Stimme in meinem Kopf: „so will ich nicht mehr leben, am liebsten wäre ich tot“. Das war dann ein großes Warnsignal, dass ich von meinem eigenen Weg abgekommen bin, und ich habe es immer respektiert.

Seit relativ kurzer Zeit fühle ich jetzt auch deutlich, wenn etwas nicht richtig ist. Dann habe ich eine Unruhe im Bauch, ein zugeschnürtes Gefühl – immerhin, früher habe ich diese Meldungen gar nicht wahrgenommen. Wenn ich an Krebs denke, fühle ich in meine Brüste hinein, doch dann fühle ich: da ist nichts. Zum Glück!

Und jetzt ist es doch irgendwie so gekommen, wie ich es mir gewünscht hatte. In diesem Jahr gab es im Vergleich zum letzten, mit journalistischer Arbeit vollgestopften Jahr, weniger Aufträge. Dazwischen entstand Raum, den ich für dieses Buch nutzen konnte.

Anhang B – Angelikas Geschichte

Ein Reisebericht von Angelika Kopečný

Gestrandet

Ich stehe mit nacktem Oberkörper über die Tischkante gebeugt, während meine Freundin, Doktorin und Dorntherapeutin die verrutschten Wirbel mit sanftem Druck wieder an Ort und Stelle rutschen lässt. Mein Blick wandert über die vertraute Hügellandschaft nach unten und stockt…

„Was ist das denn?“ sagen wir beide wie aus einem Mund.

Die rechte Brustwarze steht nicht heraus wie ihr linkes Pendant, sondern scheint von einer unsichtbaren Hand nach innen gezogen zu sein, einen Trichter zu bilden. Von dort aus nach schräg oben verläuft eine Art Tal neben einem niedrigen Hügelrücken. Merkwürdig. Der Hügelrücken fühlt sich hart an und tut weh.

Krebs tut nicht weh.

Meine Freundin kann auch keinen Knoten ertasten. Ich habe schon eine überzeugende Erklärung parat: Eine Verkalkung der Brustdrüsen. Harmlos.

Die Doktorin denkt im Stillen: „Eine eingezogene Brustwarze ist unter anderem ein Zeichen für…“ und an dieser Stelle bricht der Satz in ihrem Gehirn ab und verschwindet in einer „Blackbox“, wie sie mir später berichtet.

Zur Sicherheit melde ich mich sofort bei einer mir unbekannten, aber wärmstens empfohlenen Gynäkologin an und bekomme auch schnell einen Termin. Drei Minuten Wartezeit, drei Minuten im Behandlungszimmer. Die Ärztin wirkt entspannt.

„Das kann alles Mögliche sein. Sie waren seit drei Jahren nicht mehr zur Mammographie. Ich fülle Ihnen eine Überweisung aus. Machen Sie sich keine Sorgen."
Die Sprechstundenhilfe druckt mir die Überweisung aus.
„Da steht ja: Verdacht auf Mamma CA", sage ich stirnrunzelnd.
„Das müssen wir drauf schreiben. Sonst bezahlt es die Krankenkasse nicht."
Beruhigt gehe ich nach Hause und warte fünf Wochen geduldig auf meinen Termin im Mammographie-Zentrum. Ich habe ihn in die Mittagspause gelegt, um nicht extra dafür frei nehmen zu müssen.

Und jetzt ist es soweit. Vor dem schnurrenden Röntgengerät soll ich die Haltung einer Gekreuzigten annehmen. Der seltsame Blick der Assistentin ist mir jedoch nicht entgangen. Dennoch gehe ich gut gelaunt in das Behandlungszimmer, wo eine Ärztin auf mich wartet. Die Röntgenaufnahmen, hell auf dunklem Grund, faszinieren mich. Zwiebeltürme einer Barockkirche, gefüllt mit dem Astwerk eines Baumes. Mitten in der einen Zwiebel eine sich entfaltende Blüte. Versunken in den Anblick ungewöhnlicher innerer Schönheit höre ich die Ärztin sagen:
„Wir fischen immer wieder jemanden heraus."
Sie hat also einen Fang gemacht, und ich habe verstanden.
Wahrscheinlich wusste ich es die ganze Zeit, umgeben von einer Schutzhülle der Naivität.
Mir schießen die Tränen in die Augen.
„Das ist der Feind. Der muss raus."
Die Ärztin spricht sanft mit mir, „...weil die Frauen bei der Diagnose bösartiger Brustkrebs oft zusammen klappen."

Ich klappe nicht zusammen. Mit einem Termin für eine Gewebsentnahme, Biopsie, in der Tasche verlasse ich das Krankenhaus. Vor der Tür mache ich mir ziemlich vernehmlich Luft:
„Scheiße!"

Das tut gut. Dann zünde ich mir eine Zigarette an. Der Satz „das ist der Feind“ regt sofort den Widerspruchsgeist in mir. Mein Körper, meine rechte Brust – das bin doch ich! Und ich kann nicht mein eigener Feind sein.
„Was bist du?“ frage ich die Blüte. Warte eine Weile, während ich die kurze Strecke nach Hause gehe.
„Ein Häuflein Unglück.“
Irgendwie leuchtet mir diese Antwort ein, weckt mein Mitgefühl und lenkt mich weg von der nächstliegenden Frage:
„Warum habe ausgerechnet ich Krebs?“
Aus Erfahrung weiß ich, dass diese Frage mich nur verrückt machen wird, meinen Verstand auf Hochtouren bringt, aber nicht wirklich hilfreich ist. Stattdessen beschließe ich, das, was war und das, was auf mich zukommen wird, „tief zu verstehen“.

Nach dem Weg fragen

Ich bin an einem unbekannten Ufer gestrandet. Von Landen kann gar keine Rede sein. Dafür ging alles viel zu schnell. Meine Familie, meine Freunde sind sehr erschrocken. Sie wollen mir helfen, wo es nur geht. Trotzdem muss ich dieses unbekannte Land „Krebs“ selbst erkunden, mich dort irgendwie zurechtfinden. Der Entschluss, es „tief zu verstehen“, der mir ja ganz spontan kam, scheint unglaublich hilfreich zu sein. Ich bewege mich, tue etwas – und habe keine Angst, obwohl ich mir niemals vorgestellt habe, dass ich Krebs bekommen würde. Phantasien über mögliche Todesarten hatte ich natürlich wie jeder andere: Autounfall, Herzinfarkt, Alter und dergleichen. Aber Brustkrebs? Ich? Never!!!

Eine klare und eindeutige Antwort scheint es nicht zu geben. Wir alle haben tausende „entgleister, verwirrter“ Zellen in uns. Sie können, müssen sich aber nicht zu Tumoren entwickeln. Wie immer, wenn die Medizin es nicht genau weiß, kommen die „Faktoren“ ins Spiel. Eine Schwäche des Immunsystems,

eine genetische Veranlagung, ein Trauma? Umwelteinflüsse? Oder alles zusammen?
Ich kann mich leider doch nicht vom Denken abhalten. Dividiere die „Faktoren“ auseinander: Alles und jedes könnte passen. Mein Verstand dreht Kapriolen, sucht nach Informationen, vorzugsweise im Internet. Jetzt bekomme ich richtig Angst.

Um mich zu beruhigen, gehe ich mit dem Hund in den Wald. Der Ort, an dem ich garantiert wieder zu mir komme. Es ist kalt, Januar, und ich trabe und trabe, bis mir einfällt, dass ich ja noch mehr habe als meinen Verstand und meine Gefühle. Meinen Körper, in dem alle Erfahrungen meines bisherigen Lebens enthalten sind und der aus der Summe dieses Wissens genau die Richtung angeben kann, die für mich stimmig ist. Ich habe jahrelang Focusing geübt, eine Methode, dieses Körperwissen zu aktivieren und nutzbar zu machen. Ich habe es meinen Klienten beigebracht, es in Workshops unterrichtet und bin dennoch von der Krebsdiagnose so benommen, dass ich ein paar Tage und einen Waldspaziergang brauche, um mich wieder daran zu erinnern.

Jetzt weiß ich, wie ich mir helfen kann. Setze mich zu Hause auf mein Sofa, schiebe alle Sorgen, alles, was mir sonst noch durch den Kopf geht, zur Seite, schaffe Raum in mir und frage mich:
„Operation?“
Dabei achte ich darauf, ob sich in meinem Körper an irgendeiner Stelle eine deutlich wahrnehmbare Resonanz auf dieses Wort einstellt. Es dauert nicht lange.
Ein unwillkürliches tiefes Durchatmen.
Als nächstes frage ich:
„Chemotherapie?“
Mir stockt der Atem. Als würde mir eine Hand die Kehle zudrücken.
„Bestrahlung?“

Die würgende Hand rührt sich nicht von der Stelle.
„Wie würdest du dich, mein Körper fühlen, wenn wir es nicht machen?“
Aufatmen. Eine wohlige Wärme durchströmt den ganzen Körper.

Der Geist springt hilfreich zur Seite.
„Das ist doch klar. Wenn der Krebs Zeichen eines geschwächten Immunsystems ist, muss ich alles tun, um es wieder zu stärken, wieder aufzubauen. Eine Operation ist zu verkraften, weitere „Angriffe“ wie Chemotherapie und Bestrahlungen wären unsinnig.“

Wie haben andere es geschafft?

Obwohl ich mich dazu entschlossen habe, meinen eigenen Weg zu gehen und mich einigermaßen immun gegen „Ratschläge“ zu machen, möchte ich für andere Erfahrungen offen bleiben. Das Angebot „alternativer Heilweisen“ kommt für mich zunächst nicht infrage, weil die Zeit drängt und mein Körper mir genau mitgeteilt hat, was ich brauche. Einige Freunde erzählen mir von Spontanheilungen und ich recherchiere dazu auf „YouTube“. Die Beispiele bestätigen mich darin, dass Krebs nicht der „Feind“ ist, dem man militärisch zu Leibe rückt, sondern auf ganz unterschiedliche Weise begegnen kann. Mit dem Mut der Verzweiflung oder der Einsicht, dass man sein Leben radikal ändern muss. In diesen wenigen Tagen vor der Operation überfordert mich aber die Vorstellung, ich müsste es allein oder durch ein übermenschliches Vertrauen schaffen. Ich bin zum Glück von Menschen umgeben, die mir beistehen, mich trösten, mir sagen, dass ich es schaffen werde. Manchmal kann ich es gar nicht glauben. Ein Freund fasst es so zusammen: „Du bist einfach viel geliebt.“

Bei aller Liebe bin ich trotzdem allein auf weiter Flur. Ich kenne keine Frau, die Brustkrebs gehabt hat außer meiner ältesten

Schwester. Sie hat es schon seit achtzehn Jahren „geschafft" und winkt mir aus der Ferne aufmunternd zu. Aber ich bin mir gar nicht ganz sicher, ob ich es „schaffe". Plötzlich kommt mir Denny in den Sinn, die ich vor einigen Jahren kennen gelernt habe, als sie mitten in der Chemotherapie feststeckte und völlig verzweifelt war, weil es ihr so schlecht ging. Sie löste sich davon und probierte viele Alternativen aus. Wir treffen uns im Café. Sie sieht blendend aus. Den Krebs sieht sie als Wendepunkt. Vor der Erkrankung war sie ausgebrannt, lebensmüde gewesen. Nun hat sie ihr Leben wieder. Wir sind uns darin einig, dass diese radikale Erfahrung einem die Chance bietet, das bisherige Leben zu überdenken und zwar in größtmöglicher Aufrichtigkeit, um einen neuen Kurs einzuschlagen. Den eigenen Kurs, weil man nun wirklich verstanden hat, dass die Zeit begrenzt und kostbar ist. Wir sind uns auch darin einig, dass die Angst vor dem Tod, die durch die Diagnose aufflammt und von den Ärzten und Medien noch geschürt wird, diese Phase der Sammlung und Entscheidungsfindung überschattet und behindert. Denny fragt mich, ob ich Angst vor dem Tod habe. Nein. Ich staune selbst darüber, bis mir einfällt, dass ich genau ein Jahr zuvor furchtbare Angst ausgestanden habe. Ich war wegen familiärer Probleme ziemlich gestresst, hatte einen Blechschaden verursacht und war kopflos geflüchtet. Daraufhin folgten eine Anzeige wegen Fahrerflucht, Führerscheinentzug, Geldstrafen und so weiter. Die Angst vor der mich verfolgenden Staatsgewalt war unverhältnismäßig stark gewesen – ich erkannte mich selbst nicht wieder. Irgendwie habe ich sie doch überwunden, dank meines psychischen Erste-Hilfe-Koffers. Habe ich mich so immunisiert? So absurd es klingt: Die Angst vor der rächenden Staatsgewalt war größer gewesen als die Angst vor dem Krebstod.

Denny hatte die Angst nach der Diagnose durchgemacht, sich mit dem Tod konfrontiert und dann auf das Leben konzentriert, wobei sie die Möglichkeit zu sterben, durchaus im Blick hat. Es geht nicht darum, wie lange man lebt, sondern wie man lebt, sagt sie. Der Tod ist nicht mehr abstrakt, sondern greifbar. Nun rücke ich mit meiner Frage heraus. Ich habe mich, dem Rat meiner ältesten Schwester folgend, für „klar Schiff" entschieden, für eine saubere, sichere Sache: die Entfernung der betroffenen Brust. Oder Amputation, wie es heißt. Eine Freundin meiner Schwester hat sich nur einen Teil der Brust entfernen lassen und „liegt schon seit fünf Jahren unter der Erde."

Denny sieht erschrocken aus. Sie zeigt mir ihre Narbe, eine winzige Sichel auf einer vollen Brust und gibt mir zu bedenken, dass durch die Wegnahme einer ganzen Brust mein Gleichgewicht erheblich gestört würde. Ob mir klar sei, welche Folgen das für die Muskulatur, die Lymphgefäße haben könnte und gegen einen neuen Tumor gäbe es auch keine Garantie.

Ratlos mache ich mich auf den Weg und dann fällt mir auf, dass ich entgegen besseren Wissens meinen Körper nicht bei dieser „messerscharfen Verstandesentscheidung" konsultiert habe. Ich sorge für eine entspannte Atmosphäre in der Badewanne und frage meinen Körper, wie er sich bei einer „guten Lösung" fühlen würde.

Die Antwort lautet: „Mittig und stimmig", verbunden mit einem fließenden Empfinden von der Kehle bis zum Bauch.

Wenn ich das richtig interpretiere, bedeutet das: Behutsames Operieren.

Alles schön und gut, aber es juckt mich, die Gegenprobe zu machen.

Ich frage meinen Körper, wie er sich bei „klar Schiff" fühlen würde.

Die Reaktion ist extrem unangenehm: In der betroffenen Brust dreht sich etwas, dann zieht sie sich wie in Panik zusammen.

„Behutsames Operieren?"

Die Brust entspannt sich. Ruhe kehrt ein.

Verirrt!

Alles läuft gut. Ich habe immer noch keine Angst. Sicher spielt dabei auch mein Alter eine Rolle. Mit 63 Jahren blicke ich auf ein gutes und erfülltes Leben zurück. Wer weiß, wie ich zum Beispiel mit 36 Jahren reagiert hätte. Nicht auszudenken!
Was hat mich bloß geritten, am Tag, bevor ich ins Krankenhaus gehe, im Internet herum zu surfen? Irgendwo habe ich aufgeschnappt, dass im Rahmen der Voruntersuchungen auch ein Szintigramm gemacht werden würde. Davon habe ich nur unklare Vorstellungen. Von da aus ist es nur ein Sprung zu „Brustkrebs", „Brusterhaltender Operation" und zu meinem Entsetzen erfahre ich, dass sich daran in der Regel Bestrahlungen anschließen, weil sonst die Gefahr eines Rezidivs droht. Mir brummt der Kopf, ein Nebelschleier legt sich vor meine Augen – alleine schaffe ich es nicht da raus. In meiner Verzweiflung rufe ich eine gute Freundin an, die auch Focusing praktiziert und bitte sie um Beistand. Sie lebt in einer anderen Stadt und wird mich am Telefon begleiten.

Ich frage meinen Körper, was ihn daran hindert, sich wohl zu fühlen, und das Wort „schutzlos" taucht auf. Ein undefinierbares Empfinden in der rechten Brust. Als ich meine Hand darauf lege, bewegt sich etwas von der einen in die andere Brust, hin und her. Es fühlt sich wie ein Umkreisen an. Dazu der Satz: „Eine spirituelle Verbindung." Ich wundere mich, kann mir nicht viel darunter vorstellen, bin aber irgendwie erleichtert. Wir rätseln gemeinsam, was das wohl zu bedeuten hat und kommen zu dem Schluss, dass es, abgesehen von der materiellen Form meiner Brüste noch etwas anderes gibt, das durch die Operation nicht beschädigt werden kann. Seltsam. Nun weiß ich immer noch nicht, was ich wirklich tun soll. Konzentriere mich auf die rechte Brust. Nichts. Nachdem ich mich dazu gebracht habe, nicht voller Aufregung, sondern geduldig auf Antwort zu warten, spüre ich eine Kraft in der Brust und lege meine Hand darauf. Plötzlich erscheint ein Bild vor meinem

inneren Auge. Unter der Hand befindet sich etwas Dunkles, Trauriges, das mich zum Weinen bringt. Als ich mich beruhigt habe, wird das Bild deutlicher. Ein dunkles, mit glühenden Metallstäben abgestecktes Feld, das gehen muss. Es ist so groß wie mein Handteller und tut weh. Ich muss an mich halten, um nicht zu schreien. Dann streicht so etwas wie ein Wind über die heraus geschnittene Stelle und kühlt sie. Wir sind fassungslos. Es übersteigt unseren Horizont. Aber ich atme auf.
Danach schlafe ich so fest und tief wie selten.

Neuland

Nachdem die Mauer gefallen war, die auf drei Seiten unser Stadtviertel umschlossen hatte, war ich zunächst verwirrt, weil sie in meiner Vorstellung für die Ewigkeit gebaut zu sein schien. Das Wort „Fallen" passte gar nicht, denn es gab nur Durchbrüche für die Straßen zwischen Ost und West. Durch einen dieser Durchbrüche gelangte ich auf die Schillingbrücke, die, auf beiden Seiten abgesperrt, bisher Niemandsland gewesen war. Es war überwältigend, eine Brücke zu betreten, nicht weit von meinem Zuhause, auf die ich nie zuvor einen Fuß hatte setzen können und von dort aus meinen Blick über die Stadt an beiden Seiten der Spree streifen zu lassen.

Genau daran muss ich denken, als ich, begleitet von meinem Sohn, das städtische Krankenhaus betrete, drei Minuten Fußweg von meiner Wohnung entfernt – gewissermaßen auch ein Niemandsland für mich. Ein fürchterlicher Betonklotz aus den siebziger Jahren, in Gestalt eines riesigen V's, in dem ich hin und wieder Freunde oder Verwandte besucht habe. Am besten kenne ich als Mutter zweier Jungen die Rettungsstelle – spannendes Ambiente für diverse Reportagen. Wie oft bin ich hier entlang gegangen, mit oder ohne Hund. Auf der Wiese am Kanal, wo früher viele türkische und arabische Familien Picknick mit den Patienten gemacht hatten, sitzen jetzt junge Leute, vor allem Touristen, während sich die Patienten in die Nischen vor den Eingängen zurück gezogen haben. Es sind die Armen des Viertels mit Zigarette, Bier und dem fahrbaren Tropf neben sich.

Trotz Sanierungsbemühungen wirken Eingangshalle und Flure heruntergekommen, also nicht gerade einladend. Doch im obersten Stockwerk, im „Brustzentrum“, tut sich eine andere Welt auf. Ein roter Teppichboden, gemütliche Sitzecken, in zarten Tönen – rosa und apricot – gestrichene Wände und ein herrlicher Panoramablick über die Stadt. Der „Empfang“ trägt seinen Namen zu Recht. Bereitwillig zeigt mir eine Schwester mein Zimmer – ich soll mich dort in Ruhe einrichten. Zwar ist der Krankenhauscharakter nicht ganz verschwunden, wird aber durch Tischlampen, Blumenbilder und ein fürstliches Bad abgemildert. Vom Bett aus sehe ich das Dach meines Hauses, habe die Perspektive einer Ameise mit der eines Vogels vertauscht.

Die Schwester bringt mich zum Vorgespräch mit der Ärztin. Vierzehn Tage nach der Diagnose wird sie mich nun über alle Details der Operation informieren. Die befürchtete Auseinandersetzung findet nicht statt. Die Chirurgin, eine wunderschöne Frau, scheint unendlich viel Zeit zu haben. Auf verständliche Art und Weise klärt sie mich auf. Überlegt, ob bei der Größe des Karzinoms noch eine Chemotherapie vor der Operation sinnvoll wäre. Nach der OP auf jeden Fall eine Reihe von Bestrahlungen. 25 sind üblich. Mir wird übel. Ich muss sofort die Karten auf den Tisch legen. Die Ärztin stutzt, hört mir dann aber aufmerksam zu, als ich allen Mut zusammen nehme und ihr von dem handtellergroßen dunklen Feld in meiner Brust berichte, das gehen muss. Und jetzt bin ich mit dem Staunen dran.
„So machen wir's“, sagt die Ärztin.
Sie hat sich tatsächlich während der Operation meinen Handteller angeschaut und sich daran orientiert. Der histologische Befund gibt uns beiden später Recht.

Das Souvenir

Der Blick von oben auf die rechte Brust ist schmerzlich. Ich kann mich noch nicht an die etwa zwölf Zentimeter lange Narbe gewöhnen, die von der Brustwarze bis knapp unter die Achselhöhle reicht. Der erste Lymphknoten wurde entfernt – mit einer winzigen Metastase. Die Brustwarze kann sich nicht mehr aufrichten. Obwohl die Operation kosmetisch gelungen ist, weil die erfahrene Ärztin sich sehr viel Mühe gegeben hat und behutsam vorgegangen ist, hat der Eingriff seine Spuren hinterlassen. Meine Brust ist eine Landschaft, der man nach der Renaturierung sofort ansieht, dass nicht mehr so ist, wie es war.

Unterdessen hat sich mein Leben weiter gedreht. Das Souvenir bleibt mir erhalten und mit ihm der Hinweis darauf, dass nichts mehr sicher ist außer der Unsicherheit. Aber das beunruhigt mich nicht, im Gegenteil, es gibt mir Kraft. Ich begreife es selbst nicht ganz.

Im Nachhinein bin ich unglaublich froh darüber, dass ich nach der Diagnose weder schockgefroren noch panisch war. Ich war auch keine Heldin, tapfer und stark, sondern in ungewohnter Weise hellwach. Von wenigen Ausrutschern abgesehen, konnte ich ruhig bleiben, weil ich auf sicherem Grund stand. Ich war ja in Verbindung mit der Weisheit meines Körpers und damit meiner Seele, so kitschig sich das auch anhören mag.

Was meine Lieben fühlten, entging mir nicht. Ich konnte ihre Sorgen, ihre Angst nicht wegwischen, aber meine Ruhe schien auf sie überzugehen. Hin und wieder brauchte ich etwas Abstand, um mich auf mich selbst zu konzentrieren. Wie schnell alles wieder „normal“ wird. Eine Unsicherheit ist auch bei meinen Lieben geblieben. Ich könnte wieder krank werden. Vielleicht sterben. Niemand spricht es aus, aber ich merke es an ihrer Zärtlichkeit.

Das Märchen vom Problem

Irgendwo las Angelika den Vorschlag, ein Problem, das sich scheinbar nicht lösen lässt, in Form eines Märchens aufzuschreiben. Ihr Märchen zeigt exemplarisch den Hintergrund der Erkrankung: den Widerstreit zwischen ihrer kreativen Seite, der Autorin und Künstlerin, und der verantwortungsvollen Seite, die für den Lebensunterhalt zu sorgen hat – ein Thema, mit dem sie sich in den folgenden Jahren intensiv auseinandersetzte. Ihr Märchen bringt auch eine wichtige Erkenntnis auf den Punkt: Die verantwortungsvolle Seite ist erschöpft und am Ende, sie hat keine Lösung anzubieten. Nur die spielerische Seite ist jetzt in der Lage, die Lösung zu finden.

Es waren einmal zwei Tiger. Der eine hieß Phou und der andere Shou. Ihre Eltern hatten ihnen diese ungewöhnlichen Namen gegeben, damit jeder sehen und hören konnte, dass es besondere Kinder waren, die es bestimmt einmal weit bringen würden.

Im Gegensatz zu den anderen Tigern, die im Dschungel, in nebelverhangenen Bergwäldern oder im Zoo lebten, waren diese beiden auf dem Fluss unterwegs. Sie hatten ein ziemlich komfortables Boot, mit geräumiger Kajüte, einer Kombüse und einer Terrasse am Bug, wo Blumen wuchsen und man auf einer Bank sitzen und weit über den Fluss und seine Ufer schauen konnte. Leider ließ sich das Boot nur mit Rudern fortbewegen. Die Tiger hatten daran nichts auszusetzen gehabt, solange sie jung und kräftig waren. Hauptsache, sie waren frei und konnten kommen und gehen, wie es ihnen beliebte. Auf der Aussichtsbank und in den gemütlichen Schlafkojen hatten sie schon oft darüber gerätselt, ob sie auf diesem Boot geboren waren oder ob ihre verstorbenen Eltern, an die sie sich nur noch vage erinnern konnten, sie auf das Boot gesetzt und fortgeschickt hatten. Sie betrachteten sich als Flusstiger und alle ihre Vorfahren waren es auch gewesen.

Als sie noch jung waren, hätte man sie leicht verwechseln, für Zwillinge halten können. Die gleichen ebenmäßigen gelbbraunen Streifen, die senffarbenen Augen, die zierlichen Pranken und straffen Barthaare. Allerdings war Shou etwas schmächtiger gebaut und versteckte sich bei Kämpfen mit anderen Tigern gerne hinter dem starken Rücken seines Bruders. Mit einem scheußlichen Gefühl, denn er quälte sich mit der Frage herum, ob er jemals ein großer, kräftiger Tiger werden würde. Sein Bruder versuchte geduldig, ihn aufzumuntern und seine anderen Qualitäten hervorzuheben, aber das nützte Shou nichts, er verglich sich ständig mit den anderen Tigern, denen im Dschungel, in den Bergwäldern und im Zoo. Das Ergebnis war niederschmetternd. Viel jüngere Tiger als er rannten mit Leichtigkeit an ihm vorbei, wenn wieder einmal Wettrennen veranstaltet wurden. Vor Kummer begann Shou sogar zu schrumpfen, ein Prozess, den sein großer Bruder mit Sorge beobachtete. Nachdem er einige Jahre viel Mühe darauf verwandt hatte, Shou Mut zu machen, nahm er ihn sich eines Tages „zur Brust“, wie er es nannte und forderte ihn auf, mit ihm zu trainieren. Stück für Stück seine Kraft zurückzugewinnen. Diese kleinen Schritte gefielen Shou sehr gut, er bekam überall Muskeln und war so glücklich darüber, dass er jeden Tag auf der Reling herum balancierte, die Arme wie Flügel auf- und abschwenkte, um das Fliegen zu lernen. Phou ließ ihn machen, er wollte ihn nicht mit seiner „realistischen Einschätzung der Lage“ verunsichern.

Im Laufe der Jahre geschah etwas Merkwürdiges. Phou wurde immer älter und Shou immer jünger. Es konnte nicht daran liegen, dass der eine sich mehr abgearbeitet hätte als der andere, obwohl…

Phou als der verantwortungsbewusste ältere Bruder, der stets um ihr Wohlergehen besorgt war, musste Shou oft aus seinen Träumereien und Spielereien herausholen, um ihn an seine Pflichten zu erinnern. Er tat dies auf sanfte, aber bestimmte

Weise und ließ sich manchmal auch dazu überreden, ein bisschen länger am Ufer auszuruhen, die Sonne, den Wind, die Schönheit der Natur zu genießen, zu jagen, mit anderen Tigern zu spielen oder um die Wette zu rennen. Shous besondere Leidenschaft bestand darin, sich Geschichten auszudenken und sie, gemütlich vor dem Feuer liegend, zu erzählen, dann strahlten seine Streifen in allen Farben und auch die anderen Tiger konnten nicht genug davon bekommen. Es war nicht so, dass Phou keinen Gefallen an diesen Geschichten gehabt hätte oder er nicht auch gerne mit den anderen Tigern zusammen gewesen wäre. War einer verletzt, war Phou der erste, der ihm half. Er hatte, wie er sagte, von seinen Eltern ein „Sozial-Gen" geerbt. Aus seiner Sicht war Shou ganz reizend, ein unverbesserliches Spielkind, aber ohne Phous Bemühungen wären sie verhungert, denn vom Geschichtenausdenken kann auch ein Tiger nicht leben.

„Wir müssen weiter, so leid es mir tut", war sein ständiger Ausspruch, sobald die Beute verzehrt und das Feuer erloschen war, und Shou zeigte ihm entweder einen Vogel oder schmollte. Widerstrebend ließ er sich aufs Boot und an die Ruder zerren.

„Immer müssen wir weiter", heulte er.

„Wozu denn? Warum sind wir eigentlich Flusstiger? Warum fahren wir schon das ganze Leben auf diesem Scheißkahn, der viel zu groß und schwer für ein Ruderboot ist. Und wohin willst du schon wieder, großer, realitätstüchtiger Bruder?"

„Blöde Frage. Wir sind Flusstiger. So wie der Fluss müssen auch wir immer weiter. Bis zum Meer oder sonst wohin." Allerdings fehlte diesmal Phous Stimme die gewohnte Autorität und Festigkeit. Im Ernst, er klang kläglich. Shou sah ihn prüfend an und was er sah, gefiel ihm ganz und gar nicht. Die schönen gelbbraunen Streifen auf dem Rücken und im Gesicht seines Bruders waren ausgeblichen, gräulich geworden, während seine eigenen immer schöner wurden, von blaugelb, grüngelb, rotgelb zu schwarzgelb wechselten, je nach Stimmungslage und die wurde zu seinem Erstaunen immer besser. Bald würde er sich zum Flugwettbewerb bei den Kormoranen anmelden. Er konnte schon drei Kurven um das Boot herumdrehen, und es sah toll aus, fand er.

„Du bist müde und überarbeitet, Phou“, sagte er.

„Bist du etwa krank?“

„Blöde Frage. Natürlich bin ich krank, weil ich keine Kraft und keine Lust mehr dazu habe, weiter zu rudern, bis ich zusammenbreche. In unserer Familie gibt es zwei Gruppen von Tigern. Die einen rudern, bis sie umfallen, die anderen lassen sich pensionieren.“

„Was ist das denn? Hab ich noch nie gehört“, Shou kratzte sich am Ohr.

„Keinen Bock, dir das zu erklären. Was mich angeht: Wenn ich so weitermache, muss ich sterben.“

„Das ist ja furchtbar“, schrie Shou.

„Phou, ich kann ohne dich nicht leben, das weißt du ganz genau. Wir sind eins. Und ich habe noch so viel vor. Fliegen und so.“

„Ich gönns dir von Herzen, bloß, was wird aus mir? Und Fliegen? Ha, ha. Kann man das essen?“

„Jetzt wirst du gemein, Phou.“

„Nein, überhaupt nicht. Ich bin nur verzweifelt. Ich hab keine Lösung des Ruder-Problems, obwohl ich mir schon tausend Mal den Kopf darüber zerbrochen habe, ich komme einfach nicht dahinter. Manchmal fühle ich mich ganz schlecht, weil wir so gelebt haben, wild und frei, ohne uns um das Morgen zu kümmern. Vielleicht hätten wir uns wie die anderen Tiger einfangen lassen sollen. Die im Zoo brauchen sich keine Sorgen zu machen. Oder wir hätten Gold suchen sollen, um uns einen Motor für das Boot zu kaufen. Ich glaube, es hatte auch früher einen, aber unsere Eltern haben ihn verloren. Oh, wie schön wäre unser Boot mit dem Motor. Einfach losfahren, in den Tag hineinleben. Ich würde dann vielleicht Trompete blasen. Ich hab echt viel Luft in den Lungen."

„Geile Idee. Phou, du übertriffst dich. Mach dir nicht so einen Kopf. Vertrau einfach! Wenn du dir von Herzen ein schönes Leben wünschst, wird es auch wahr. Das sagen alle klugen und weisen Tiger."

„Lass es bleiben, Shou. Ich habe die Schnauze gestrichen voll von deinem Eso-Schnulli", Phou war jetzt ernstlich böse, „tut mir leid, ich habe mich viel zu lange von dir bezirzen lassen, auf das Wunder gewartet, du erzählst mir das ja nicht zum ersten Mal und ich Dödel hab es geglaubt. Und was ist passiert? Nada. Nichts. Nee, nee", er legte die Ruder beiseite und rieb sich die schmerzenden Arme, „ich brauche was ganz Konkretes, was wir beide tun können, anpacken können. Hier, mit dem Köpfchen und den Armen."

„Okay", Shou war noch ein bisschen eingeschnappt wegen des „Eso-Schnullis", aber er nahm sich zusammen. Die Lage war ernst. Mehr als ernst. So hatte er seinen Bruder noch nie reden hören.

„Dann müssen wir aussteigen", sagte er schüchtern.

„Aussteigen? Das Boot verlassen? Und wohin dann, bitte sehr?"

„Weiß ich auch nicht. Aber eines weiß ich. Wir müssen erst mal ans Ufer, damit du dich ausruhen kannst. Dann machen wir Feuer und denken nach. Du auf deine Art, ich auf meine."

„Endlich mal eine vernünftige Idee, Kleiner. Gefällt mir."

Shou schniefte erleichtert. Ein bisschen stolz war er auch.

„Vielleicht brauchen wir ein neues Element", fuhr Phou fort", das Leben auf dem Fluss war unsere uralte Familien-Tradition, genauso wie das „immer weiter."

„Ich habe noch eine tolle Idee", prustete Shou los. Er war richtig aufgeregt. Seine Streifen färbten sich gelb-dunkelrot.

„Wir erfinden eine Geschichte. Zusammen. Eine Geschichte, die uns zeigt, wie wir am besten leben können. Frei und wild und schön. Voller Energie. Ohne Angst."

„Abgemacht. Chakkka!"

Sie hauten die Innenflächen ihrer Tatzen gegeneinander. Und Phous Streifen färbten sich in diesem Augenblick ganz leicht, kaum sichtbar wieder in Richtung gelbbraun.

Anhang C –

Chemotherapie bei Brustkrebs

Ein kritischer Blick auf die Methoden der Schulmedizin

Chemotherapie ist eine der heftigsten Waffen im Arsenal der Schulmedizin. Nur ein kleiner Teil der Brustkrebserkrankten kommt an ihr vorbei. Zugleich ist ihre Wirkungskraft bei soliden Tumoren äußerst gering im Vergleich mit den Schäden, die eine Chemotherapie dem Körper zufügt. Ganz klar sind bei der Verbreitung von Chemotherapie als Standardtherapie massive finanzielle Interessen involviert und unabhängige Studien fehlen vollkommen. Hier soll es nicht um eine Verschwörungstheorie gehen – aber es entspricht einem mündigen, denkenden Patienten, sich genau anzuschauen, womit er/sie es zu tun hat. Am Ende muss in jedem Fall jeder so entscheiden, wie es sich für ihn richtig und gut anfühlt.

> „Dass Chemotherapie bei Brustkrebs statistisch betrachtet bei Ersterkrankung nur einem kleinen Teil der Frauen wirklich helfen kann, die Krankheit zu überleben, weiß jede/r Onkologe/Onkologin. Die mangelnde Offenheit, mit der dieser kritische Punkt mit erkrankten Patientinnen diskutiert wurde und wird – so wie die Diskussion der Chemotherapie bei Brustkrebs in allen Behandlungsstadien überhaupt –, ist kennzeichnend für die Zeit seit der Einführung der ersten „adjuvanten“ Chemotherapien mit dem Cocktail CMF (Cyclophosphamid, Metrothrexat und Fluorouracil) nach der Veröffentlichung von Ergebnissen einer Studie von Gianni Bonadonna 1976. Zunächst war die Therapie umstritten. Irgendwo bei um 10% soll der Nutzen dieser adjuvanten Chemotherapien sich befinden. Deswegen wird die überwiegende Mehrzahl der Patientinnen (im rbb ist die Rede von 85%, die sich einer Chemotherapie unterziehen) überflüssigerweise damit behandelt. Auch noch höhere Zahlen sind im Gespräch.“

Das erklärt „Breast Cancer Action Germany", ein Zusammenschluss kritischer Patientinnen und Frauen, der seit Ende 2006 besteht (www.bcaction.de). Nutzen von Chemotherapie soll nicht in Abrede gestellt werden bei bestimmten Krebsarten – bei soliden Tumoren ist sie jedoch wenig erfolgversprechend. Patienten in fortgeschrittenen Krankheitsstadien bringt sie erfahrungsgemäß – darüber wurde auch in der Presse schon intensiv berichtet – meist nichts außer Schmerz und Leid, mit dem ein oder zwei weitere Lebensmonate erkauft werden sollen. Die Gesellschaft für Biologische Krebsabwehr e.V. (GfBK) ist ein unabhängiger, gemeinnütziger Verein zur Unterstützung von Krebspatienten, Angehörigen und Therapeuten (www.biokrebs.de/gfbk). Ihr Urteil lautet:

> „Eine eindeutige medizinische Notwendigkeit zur Chemotherapie sieht die GfBK nur bei bestimmten Krebsarten bei Kindern, Erkrankungen des blutbildenden Systems wie Leukämien und bei wenigen Organtumoren wie etwa Hodenkrebs. Chemotherapie ist die dritte Säule der Krebstherapie. Wie wirksam sie ist, darüber sind sich die Forscher uneinig. Und die Patienten leiden häufig unter starken Nebenwirkungen der Behandlung. Die Gesellschaft für Biologische Krebsabwehr sieht die Chemotherapie kritisch und plädiert für individuelle Entscheidungen".

Der Arzt Claus Witteczek schrieb 2011 in der Publikation „Naturarzt" auf die Frage, welche Erfolge die „Leitlinienmedizin" bei der Brustkrebsbehandlung verzeichnet, eine ernüchternde Antwort: „Die aktuelle 5-Jahres-Überlebensrate beträgt circa 80 Prozent. Allerdings wird in diesem Zeitraum schon bei 40 Prozent der erkrankten Frauen ein Rezidiv (= Zweiterkrankung) diagnostiziert. In zwei Drittel der Fälle kommt es zu einer Tochtergeschwulst (Metastase) in Knochen, Leber, Lunge, Haut oder Gehirn".

„Vielen Patientinnen wird gesagt, die Durchführung einer vorbeugenden Strahlen- und Chemotherapie würde ihre Sicherheit erhöhen, keine Metastasen zu bilden. Sehr häufig werden diese

Patientinnen in dieser Hoffnung jedoch enttäuscht, obwohl sie sich allem unterworfen haben, was ihnen auferlegt wurde", sagt Dr. Achim Schuppert, der eine ganzheitliche Sicht auf die Krankheit fordert, auf seiner Website.

Im Verlauf einer adjuvanten (vorsorglichen) Chemotherapie sinkt insbesondere bei jüngeren Frauen die Anzahl der weißen Blutkörperchen häufig auf einen Wert deutlich unter 1000 (der Normalwert liegt zwischen 4000 – 10.000 Zellen/µl). Das bedeutet, dass eine extreme Anfälligkeit für Krankheitskeime besteht und es bei Ansteckung selbst schon mit Erkältungsviren lebensbedrohlich wird. Vorsorglich werden dann Antibiotika verschrieben. Haarausfall, Übelkeit und Entzündungen der Schleimhäute im Mund sind nur die Spitze des Eisbergs. „Bekannt ist beispielweise von einigen Substanzen ein gewisses Risiko von Nervenschäden. Sie führen zu Problemen mit dem Tast- und Berührungssinn, und auch zu Störungen der Feinmotorik, wenn die Hände betroffen sind, oder Gangunsicherheit, wenn Nervenschäden die Fußsohlen betreffen. Ebenfalls möglich sind unangenehmes Kribbeln und Empfindlichkeit gegenüber Kälte, Hitze und Berührung", schreibt der konservative Krebsinformationsdienst über Nebenwirkungen. Diese Folgen sind meist irreversibel. Auch liegt die Wahrscheinlichkeit, eine Thrombose zu entwickeln, für Frauen, die eine Tumorerkrankung haben und Chemotherapie über einen Port bekommen, bei über 25 Prozent. Mehr als ein Viertel der Frauen bekommen demnach eine Thrombose, bei der sich das Blut aufgrund einer verstopften Arterie neue Wege suchen muss. Das ist schmerzhaft und hinterlässt dauerhafte Folgen. Zudem steht an, sich jeden Tag über Monate hinweg eine Thrombosespritze zu geben.

Dennoch schickt die Schulmedizin auch (jüngere) Frauen auf den adjuvanten Weg, bei dem nach der vollständigen Entfernung des Tumors dennoch die kompletten Waffengänge von Chemo über Bestrahlung bis hin zur Antihormontherapie ertragen werden sollen – im Namen des Überlebens. Doch um was für eine Art von Lebensqualität es sich dabei handelt, wird nicht thematisiert.

Die Schulmedizin bietet keine nachhaltige Lösung

Auch die einfachen Lösungen, die von der Medizin suggeriert werden, gibt es leider kaum. Besonders Amputationen, zu denen teilweise noch heute geraten wird, um ganz sicher zu gehen und einen „sauberen Schnitt" zu machen, haben erhebliche Gesundheitsfolgen. Rückenprobleme, Folgen von Brustaufbauoperationen oder Lymphödeme, die Schmerzen und Probleme verursachen, sind nur einige Beispiele.

Eine Studie zeigt, dass sich die Lebensqualität von Frauen, die Chemotherapie und Bestrahlung durchlaufen haben, um ein gerüttelt Maß verschlechtert. Angesichts eines scheinbar drohenden Todes werden diese Folgen allzu leicht und ohne echtes Abwägen in Kauf genommen. Insbesondere für jüngere Menschen ergeben sich hier Langzeitfolgen, die bei einer Entscheidung für eine schulmedizinische Behandlung bedacht werden sollten. In der Regel ist immer ein paar Wochen Zeit, um herauszufinden, wie der eigene Heilungsweg aussehen soll.

„Eine Krebsbehandlung macht die Patienten zehn Jahre älter; die Reserven sind aufgebraucht", zitiert der „Tagesspiegel" 2012 Sophie Fossa, die seit 15 Jahren das norwegische Ressourcenzentrum für Langzeitüberlebende nach Krebs in Oslo leitet. „Deshalb dürfen wir nicht nur schauen, ob der Krebs zurückkommt. Wir müssen auch darauf achten, ob es den Überlebenden gut geht", sagte Fossa der Zeitung. Viele Krebspatienten litten zum Beispiel unter chronischer Erschöpfung. Fatigue ist ein Symptom, das eine zunehmende Anzahl von Krebspatienten erlebt. Lange wurde angenommen, dass es eine direkte Folge der Chemotherapie ist, dies konnte jedoch nicht erhärtet werden. Ein Blick aus ganzheitlicher Sicht könnte wohl zeigen, dass zwar die Krebszellen vernichtet, die Ursachen für den Krebs jedoch nicht geklärt wurden. Die Erschöpfung, die bereits vor der Diagnose bestand, potenziert sich vermutlich nach der kräfteraubenden schulmedizinischen Behandlung noch. Unglaublich viele Menschen werden mit den Folgen dieser Behandlung komplett allein gelassen, kein Wunder, dass die Verzweiflung und Ängste vor Rückfällen die Lebenskraft weiter nach unten drücken. „Die Liste der möglichen Spätfolgen ist lang und genauso vielfältig wie die Krebsarten und ihre Therapien. Sie reicht von chronischer Erschöpfung über Nervenschäden, Lymphödeme, ein geschwächtes Immunsystem, Depressionen und kognitive Störungen bis hin zu einem weiteren Krebs. ‚Das ist der Preis für das Überleben'", zitiert der „Tagesspiegel" Fossa weiter.

Von Erfolg kann bei der schulmedizinischen Standardtherapie jedenfalls nicht die Rede sein. „Während die Kurve für Darmkrebs eine geringfügige Besserung zeigt, ist die Überlebensrate für Brustkrebs im Laufe der Jahre sogar gesunken. Wahrscheinlich, meint Hölzel, handele es sich nur um zufällige Schwankungen ohne Aussagekraft; aber selbst noch Schlimmeres hält er nicht für ausgeschlossen: "Ich befürchte, dass die systematische Ausweitung der Chemotherapie gerade bei Brustkrebs für den Rückgang der Überlebensraten verantwortlich sein könnte", zitiert das Magazin „Der Spiegel" den Epidemiologen Dieter Hölzel vom Klinikum Großhadern der Uni München in einem Artikel von 2004.

Es bleiben also viele Fragen offen, und die Diskussion über die Wirksamkeit von Chemotherapien wird nicht enden. Dabei ist auch zu bedenken: Die Schulmedizin hat nur wenige Pfeile im Köcher, um dem Leid zu begegnen, das Krebs bei den Betroffenen und ihren Familien auslöst. Kein Arzt möchte mit leeren Händen dastehen, und so wird weiter auf das vorhandene Arsenal gesetzt, auch wenn Zerstörung die Folge ist. Und in manchen Fällen mag vielleicht sogar eine Chemotherapie mit ihren heftigen Nebenwirkungen wie ein heftiger „Zauber“ wirken. Die Haare fallen aus – das ist wohl vor allem für Frauen von hoher symbolischer Bedeutung. Man wird auf seine Essenz zurückgeworfen. Das ist sehr furchterregend und wohlmöglich liegt für einige Menschen hierin sogar eine Motivation, in ihrem Leben neue Wege zu beschreiten.

Doch es wird auch schon darüber spekuliert, dass Chemotherapie bald der Vergangenheit angehören könnte, wenn in Zukunft vielleicht andere, gezieltere Mittel auf den Markt kommen. Das, was heute noch als Standard in der schulmedizinischen Behandlung gilt, kann morgen schon wieder über Bord fliegen – Pech gehabt, wenn man als Patientin noch Maßnahmen durchlitten hat, die dann nicht mehr als „state of the art“ gelten.

Dazu gehört zum Beispiel die Erkenntnis, dass befallene Lymphknoten kein Problem sind, wenn der Tumor entfernt wird. Anstatt die erkrankten Lymphknoten in der Achsel wie bis vor kurzem üblich routinemäßig herauszuschneiden (Achtung: Lymphödem), gilt jetzt die Devise, dass befallene Lymphknoten gar keine Metastasen provozieren und somit nicht an der Streuung von Krebszellen im Körper beteiligt sind.

Ein anderes Beispiel: Für HER2-positive Patientinnen gilt Herceptin (Trastuzumab) von Roche Pharma als unabdingbare Waffe, um die „Prognose zu verbessern“, da diese Krebszellen statistisch gesehen deutlich höhere Rückfallraten erwarten lassen. Herceptin ist jedoch immer noch ein vergleichsweise junges Medikament und welche Spätfolgen sich über 20, 30 Jahre ergeben können, ist in keinster Weise geklärt. Die Gesellschaft für Biologische Krebsabwehr e.V. in Heidelberg meint:

> „Auch in anderen Studien konnte der Nutzen einer Therapie nicht wirklich überzeugend dargestellt werden, so dass kritische Experten dazu raten, bei bis dato fehlenden Hinweisen für einen

> klinisch-relevanten Nutzen der Antikörpertherapie, die adjuvante Gabe von Herceptin trotz bestehender Zulassung weiterhin kritisch und bei jeder Patientin individuell zu bewerten. Wir empfehlen Patientinnen, vor einer Therapie die persönliche Entscheidung gemeinsam mit Ihren behandelnden Ärzten kritisch zu hinterfragen. Denn: Ob sich mit Herceptin wirklich eine Verbesserung des Gesamtüberlebens erreichen lässt, kann entgegen anpreisender Darstellungen in der Laienpresse aufgrund der aktuellen Datenlage nicht eindeutig beantwortet werden".

Dass Herceptin im „Volksmund" als Erfolgsmedikament zählt, geht auch auf die intensive Publikation seitens der Firma Roche zurück, die die großangelegte HERA-Studie finanziert und sich als Partner dafür die NGO BIG (Breast International Group) ins Boot geholt hat, wohl um mehr Glaubwürdigkeit zu erreichen. Zugleich machen viele Patientinnen die Erfahrung, dass Ärzte, wenn sie auf bestimmte Studien angesprochen werden, abwinken und behaupten, die meisten Studien hätten Fehler im Design und eine andere Studie habe genau das Gegenteil ergeben.

Hinter der Krebsmedizin steht eine Industrie

Eine Chemotherapie in zwei Zyklen von je drei Monaten kostet im Schnitt 80.000 Euro. Bestrahlungen schlagen für die Krankenkasse mit rund 25.000 Euro zu Buche. So wichtig und erfolgreich die Medizin in vielen Bereichen ist, es wäre naiv, den wirtschaftlichen Zusammenhang zu übersehen. Denn es stehen handfeste Geschäftsinteressen hinter dem, was die Ärzte ihren Patienten als Therapie empfehlen. Grundlage für die Empfehlungen in den Brustzentren sind wissenschaftliche Studien. Für jeden, der an Unabhängigkeit und Neutralität glaubt, kommt jetzt die Enttäuschung: Praktisch alle Studien werden von der Pharmaindustrie finanziert und damit der Bock zum Gärtner gemacht.

„Wahrscheinlich wird sich die Frage [ob Tumorpatienten überhaupt mit Chemotherapie länger leben] gar nicht mehr beantworten lassen. In klinischen Studien vergleichen die Hersteller stets nur neue mit alten Zellgiften; Kontrollgruppen, die gar nicht behandelt werden, gibt es nicht. Um auf dem Markt zugelassen zu werden, reicht es, an einer kleinen Schar handverlesener Testpersonen irgendeinen Vorteil gegenüber einem bereits zugelassenen Zellgift "statistisch signifikant" erscheinen zu lassen“, berichtet der „Spiegel“-Artikel von 2004 weiter. „Studien, die belegen könnten, dass Patienten durch die Chemotherapie eine größere Überlebenschance hätten [als ohne Chemotherapie], wurden nie durchgeführt. Bei allen Chemotherapie-Studien werden lediglich neue Zellgifte mit alten verglichen“, meint auch Epidemologe Ulrich Abel vom Krebsforschungszentrum Heidelberg.

Der eigentliche Skandal liegt darin, dass es keine Studie gibt, die mit den empfohlenen Therapien behandelte Frauen mit solchen Frauen vergleicht, die sich ganz oder teilweise gegen schulmedizinische Maßnahmen entschieden haben. Einen Hinweis gibt eine Studie, die die Praxisklinik Dr. Schuppert in Bonn unter eigenen Patientinnen hat erstellen lassen. Dabei ergaben sich demnach um 40 bis 50 Prozent bessere Überlebensraten durch alternative und komplementäre Behandlungsmethoden als im Schnitt der schulmedizinischen Studien.

Hinzu kommt, dass die Pharma-Studien in keinster Weise spiegeln, wie Frauen während der und im Anschluss an die Therapie mit der Erkrankung umgegangen sind. Haben sie ihren Alltag verändert hin zu weniger Stress? Sich mit den möglichen Ursachen für die Erkrankung auseinander gesetzt und darauf reagiert? Oder hat die Erkrankung mit ihren traumatischen Erlebnissen sie nur noch tiefer hinunter gezogen in die Resignation? Es wird einfach zu wenig darüber gesagt, was die medizinische Therapie mit den Menschen macht, welche Spuren sie in der Seele hinterlässt. Denn trotz der Meriten, die die

Schulmedizin zweifellos hat, ist sie es, die Krebspatienten grausame Dinge zufügt.

Milchmädchenrechnungen

Bei der Chemotherapie variieren die statistischen Aussagen extrem, die Patientinnen von den Ärzten zu hören bekommen. Übliche Werte liegen zwischen 7 und 20 Prozent Erfolgswahrscheinlichkeit. Die rechnerische Grundlage fällt wie üblich unter den Tisch.

Statistiken aus den Studien aber sind das Pfund, mit dem die Ärzte dann wuchern, das gilt nicht nur für die Chemo. Ein Beispiel: Alle Frauen, deren Tumor empfänglich für weibliche Geschlechtshormone ist – das ist bei zwei Drittel aller Brustkrebspatientinnen der Fall – werden aufgefordert, über fünf Jahre hinweg Präparate wie Tamoxifen zu nehmen. Die Begründung lautet, dass die Überlebenswahrscheinlichkeit 45 Prozent höher ist, wenn Antihormone genommen werden. Vor die Wahl gestellt, ob man seine Überlebenschancen um fast die Hälfte verbessern will, gestaltet sich das Nein-Sagen recht schwierig. Wie immer lohnt das genaue Hinsehen auf das Spielchen mit den Zahlen. „Häufig wird mit Zahlen argumentiert, die ein relatives Risiko angeben und die irreführend interpretiert werden“, erklärt auch die „Gesellschaft für Biologische Krebsabwehr“. Diese Art von Mathematik spielt vor allem den Pharmaunternehmen in die Tasche. Und was steht zum Beispiel bei der Antihormontherapie auf der anderen Seite der Gleichung? Zu den häufigen (1 bis 10 Behandelte von 100) Nebenwirkungen gehören: teilweise irreversible Sehstörungen unter anderem durch Netzhautschäden, Gebärmutterkrebs, Blutgefäßverstopfungen (einschließlich tiefer Beinvenenthrombosen und Lungenembolien) und Depressionen. Abgesehen vom Abschied der sexuellen Lust und Gewichtszunahme (Übergewicht erhöht der Statistik zufolge wiederum das Krebsrisiko). Durch den Hormonmangel droht zudem Osteoporose.

Die Krebs-Mafia

Die Medikamente, die angeblich beim Gesundwerden helfen, umweht etwas Sakrales, da mutet es geradezu blasphemisch an, die Praktiken der Hersteller zu hinterfragen. Unter dem Titel „Die Krebs-Mafia" berichtete Markus Grill bei „Spiegel online" über die Verstrickungen der Pharma-Industrie: „Nur 400 Apotheken in Deutschland dürfen Chemotherapie-Infusionen zubereiten. Viele werden offenbar seit Jahren von Pharmafirmen geschmiert, damit sie deren Präparate bevorzugen. Die Kassen müssen deshalb Höchstpreise für Medikamente zahlen". Demnach bezogen Ärzte und Apotheker jeden Monat mehrere tausend Euro ‚Beraterhonorar' von der Pharmafirma Zyo Pharma, die Apotheken mit Zytostatika beliefert. „Eine ehemalige Buchhalterin von Zyo Pharma lüftete gegenüber der Polizei das Geheimnis: Sie erklärte, dass es angeblich gar nicht um Beratung gegangen sei. Die ganzen Verträge seien nur dazu da, den Ärzten und Apothekern ‚finanzielle Anreize zu bieten, die Ware bei uns zu bestellen'. Die Höhe des Honorars habe sich dabei am Umsatz der Medikamente orientiert", berichtet Grill. Er geht davon aus, dass das Modell in der Branche verbreitet ist. „Ein Krebspräparat, für das die Krankenkasse 1.000 Euro erstattet, kostet den Apotheker im Einkauf offiziell 900 Euro. Tatsächlich zahlt der Apotheker aber nur etwa 300 Euro. Die Differenz von 600 Euro erhält er über einen ‚Beratervertrag' oder andere Kick-backs zurück", erklärt Grill. So könne ein Apotheker an einer einzigen Infusionsflasche des Wirkstoffs Paclitaxel mehr als 600 Euro verdienen, das Hundertfache dessen, was er bei der Abgabe einer Packung Tabletten erhält. Mehr als 4 Milliarden Euro haben die Kassen im Jahr 2010 demnach für Krebsmedikamente ausgegeben (neuere Zahlen gebe es nicht), davon 2,5 Milliarden Euro für Krebsinfusionen.

> „Bei einer aktuellen Auswertung der Therapieverläufe bei mehreren hundert in unserem Haus behandelten Patientinnen mit Brustkrebs ließen sich keine Vorteile bei den 5-Jahres-Überlebensraten für die chemotherapierten Patientinnen erkennen. Im Gegenteil: die Anzahl der Patientinnen mit Fernmetastasen lag bei den Frauen mit Chemotherapie fast doppelt so hoch wie bei den Patientinnen, die nur eine biologische Krebstherapie erhalten hatten. Das heißt aber nicht, dass wir die Chemotherapie grundsätzlich ablehnen. Frauen mit großen Tumoren oder fortgeschrittener Lymphknotenmetastasierung raten auch wir im Allgemeinen zur Chemotherapie".

Dies erklärt der Bonner Mediziner Dr. Achim Schuppert auf seiner Webseite. Solche Chemotherapien würden dann immer kombiniert mit der lokalen Tiefen-Hyperthermie durchgeführt. Auch die Ozon-Sauerstoff-Behandlung und verschiedene andere Therapieverfahren der biologischen Medizin kommen bei Schuppert zum Einsatz. Einer Auswertung der Therapieverläufe der Patientinnen zufolge lagen die 5-Jahres-Überlebensraten sowohl für die mit als auch ohne Chemotherapie behandelten Patienten bei mehr als 90 Prozent. Erhoben wurden die Daten im Rahmen einer Dissertation am Institut für medizinische Statistik der Universität Köln durch die Doktorandin Frau Gisela Stoecker, dabei bezog man Daten von 274 Patientinnen ein. „Unabhängig davon stellt sich jedoch die Frage: Wenn sich durch komplementäre Maßnahmen die Ergebnisse so deutlich verbessern lassen – wie groß ist dann noch der Anteil von Chemotherapie und Strahlentherapie an diesen Ergebnissen?", fragt Schuppert. Das Problem liegt seiner Ansicht nach in der Betrachtung der Krankheit Krebs. Die Schulmedizin folge der über 60 Jahre alten Mutationstheorie K.-H. Bauers. „Sie postuliert die Krebserkrankung als ein lokales Problem, die Ausbildung von genetischen Veränderungen und einem auf Vernichtung bis zur letzten Zelle basierenden symptomatischen Therapieansatz", so Schuppert. Eine ganzheitliche Betrachtungsweise sehe hingegen die Krebskrankheit als „Folge einer individuellen multikausalen Belastung des Gesamtorganismus, die sich dann darin manifestiert, dass Zellverbände sich den Steuerungsvorgängen des Organismus entziehen und die Kontrolle über das geregelte Teilungsverhalten einbüßen".

In seinem Patientenspektrum gibt es auch einige „Therapieverweigerinnen", die nach der OP weitere schulmedizinische Behandlungen wie Chemo- oder Strahlentherapie ablehnen und die Behandlungen aus dem ganzheitlichen Konzept bei ihm in Anspruch nehmen. Ihre Geschichte verfolgte der Arzt mit besonderem Interesse:

> „Bei den alleinigen Verweigerern von Chemo- und Strahlentherapie (es sind derzeit etwa 30-40 in unserem Klientel, die den entsprechenden Empfehlungen der Kliniken nicht gefolgt sind) zeigen sich bisher, bei Beobachtungszeiten von inzwischen auch über 5 Jahren, keine Nachteile für diese Patientinnen. Bei keiner dieser Patientinnen haben sich unter alleiniger intensiver ganzheitlicher Therapie Metastasen gebildet".

Literaturverzeichnis

- Arvay, Clemens G.: Der Biophilia-Effekt. Heilung aus dem Wald. Riemann Verlag. München 2016.
- Aurel, Marc: Selbstbetrachtungen. Alfred Kröner Verlag. Stuttgart 1973.
- Bays, Brandon: The Journey. Ullstein eBooks. 2010.
- Beck, Martha: Finding your Way in a Wild New World. Little Brown & Co Inc. 2012.
- Chopra, Deepak: Heilung. Körper und Seele in neuer Ganzheit erfahren. nymphenburger. München 2010.
- Duras, Marguerite: Der Matrose von Gibraltar. Suhrkamp Verlag. Frankfurt a. M. 1989.
- Gendlin, Eugine T.: Focusing. Selbsthilfe bei der Lösung persönlicher Probleme. Rowohlt. Reinbek bei Hamburg 1998.
- Gilbert, Elizabeth: Eat, Pray, Love. Berlin Verlag. Berlin 2006.
- Hodgekinson, Tom: Anleitung zum Müßiggang. Insel Verlag. Berlin 2004.
- Katie, Byron: Eintausend Namen für Freude. Wilhelm Goldmann Verlag. München 2007.
- Katie, Byron. Ich brauche Deine Liebe – ist das wahr?. Arkana Verlag. München, 4. Auflage von 2005.
- Kuby, Clemens: Unterwegs in die nächste Dimension. Meine Reise zu Heilern und Schamanen. Kösel-Verlag. München 2003.
- LeShan, Lawrence: Diagnose Krebs: Wendepunkt und Neubeginn. Klett-Cotta. Stuttgart 1993.

- Murakami, Haruki: Kafka am Strand. btb Verlag. München 2006.
- Pielhau, Miriam: Dr. Hoffnung. Allegria. 2016.
- Richardson, Diana: Zeit für Liebe. Innenwelt Verlag. 2008.
- Robbins, Tom: Halbschlaf im Froschpyjama. Rowohlt. Reinbek bei Hamburg 1998.
- Tolle, Eckhart: Jetzt – Die Kraft der Gegenwart. J. Kamphausen Verlag. Bielefeld 2000.
- Sanchez, Maria: Der innere Weg. Envela Verlag. Hamburg 2015.
- Schmidbauer, Wolfgang: Im Körper zuhause. Alternativen für die Psychotherapie. Fischer Taschenbuch Verlag. Frankfurt am Main 1982.
- Schubert, Christian und Amberger, Madeleine: Was uns krank macht – Was uns heilt: Aufbruch in eine Neue Medizin. Das Zusammenspiel von Körper, Geist und Seele besser verstehen.
- Servan-Schreiber, David: Man sagt sich mehr als einmal Lebewohl. Goldmann Verlag. München 2014.
- Weiser-Cornell, Ann: Focusing – Der Stimme des Körpers folgen. Rowohlt. Reinbek bei Hamburg 1997.
- Welwood, John: Durch Liebe reifen. dtv. München 2002.

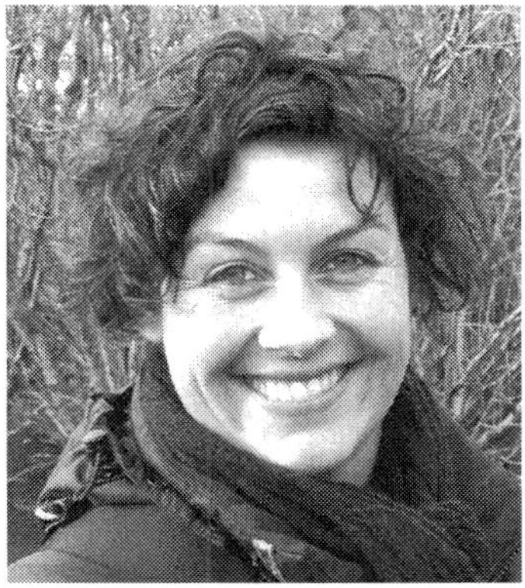

Über die Autorin

Denny Hoffmann schloss ihre Studien-Rundreise durch die Philosophie, Psychologie, Nordamerikastudien, Niederländische Philologie und Volkswirtschaftslehre 1998 mit dem Abschluss Magistra Artium in den Fächern Germanistik und Informatik an der F.U. Berlin ab. Nach einem *studienbegleitenden* Volontariat folgte eine Tätigkeit als Key-Account-Manage-rin in einer Berliner PR-Agentur. Seit 2000 arbeitet sie als freiberufliche Journalistin, vorwiegend für IT-Medien. 2006 gründete Denny Hoffmann die Freie Naturschule im StadtGut mit, eine freie Grundschule im Norden Berlins. Eine Brustkrebserkrankung 2010 führte zum Innehalten, Umdenken und zur Neuausrichtung als Autorin. Nach einem beauftragten IT-Fachbuch hat sie mit dem „Sofort-Programm bei Krebs" ihr erstes eigenes Buch veröffentlicht. Sie engagiert sich darüber hinaus für eine grundsätzliche Reform von Schulen und erstellte gemeinsam mit Schülern die Seite „schoolrebels.de".

www.soulmeetsbody.de

26501297R00122

Printed in Poland
by Amazon Fulfillment
Poland Sp. z o.o., Wrocław